in 5 Minuten SCHMERZFREI

Mit diesen vergessenen Wunderwaffen gegen Arthrose

maxLQ
Ihre Lebensqualität ist unsere Mission

Impressum

2. Auflage 2018

FID Verlag GmbH, Koblenzer Str. 99, 53177 Bonn

Chefredakteurin: Gabriela Schwarz

Herausgeberin: Daniela Birkelbach, Bonn

Produktmanagement: Laura Miketta, Magdalena Strobel

Satz: Schmelzer Medien GmbH, Siegen

Druck: HMM TIM d.o.o., 1000 Ljbljana, Slowenien

Printed in Slovenia.

ISBN: 978-3-95443-110-6

Bildnachweis: www.123rf.com

Bitte beachten Sie: Alle Beiträge wurden mit Sorgfalt recherchiert und überprüft. Dennoch erfolgen alle Angaben ohne Gewähr. Weder der Autor noch der Verlag können für die Angaben in dem Buch eine Haftung übernehmen. Die hier veröffentlichten Gesundheitsinformationen und Tipps können eine ärztliche Beratung und Betreuung nicht ersetzen.

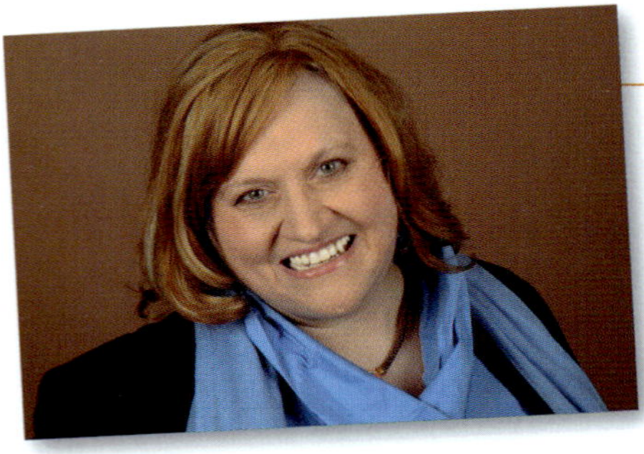

Die Natur hilft immer!

Liebe Leserinnen und Leser,

wir Arthrose-Patienten leiden nicht selten unter mehr oder weniger stark ausgeprägten Gelenkschmerzen. Doch soll man immer gleich zur Tablette greifen und damit auch eventuell Nebenwirkungen riskieren? Meine Antwort ist hier eindeutig: Nein! Die Natur bietet uns so viele verschiedene „Schmerzkiller", die sich nicht negativ auf unseren Körper auswirken.

Zu natürlichen Schmerzkillern mit einer langen Tradition gehören nicht nur Omas Wickel, sondern beispielsweise auch die Methoden aus der ayurvedischen und der traditionellen chinesischen Medizin (TCM). In diesen alten asiatischen Heilmethoden werden nicht nur Kräuter eingesetzt. Sehr gute Erfolge versprechen ebenso bestimmte Nahrungsmittel, die auch heute noch im Ayurveda und in der TCM gegen Gelenkschmerzen eingesetzt werden. Ein weiterer Bestandteil der TCM ist die Akupressur. Hier können Sie selbst aktiv werden und müssen eventuell auch Ihren Partner „mit ins Boot holen". Bei akuten Gelenkschmerzen gehört die Fußreflexzonenmassage zu meinen Favoriten. Habe ich auf bestimmte Zonen gedrückt, sind meine Schmerzen deutlich gelindert.

Natürlich liefert uns die Natur auch außergewöhnliche Methoden zur Schmerzlinderung. Ein Beispiel hierfür ist die Blutegeltherapie. Mittlerweile berichten schon viele Arthrose-Patienten von Erfolgen durch das Anlegen der kleinen Blutsauger. Wagen Sie doch einen Versuch!

Ich wünsche Ihnen eine interessante Lektüre und hoffe, dass Sie von den Schmerzmitteln aus der Natur ebenso profitieren wie ich.

Ihre

Gabriela Schwarz

Gabriela Schwarz

Medizin-Redakteurin · Arthrose-Expertin

Naturheilkunde neu entdeckt: Wie Sie mit Omas Wickel Ihre Schmerzen lindern

Chemische Wirkstoffe gegen Arthroseschmerzen gibt es noch nicht allzu lange. Ich kann mich noch an meine Großmutter erinnern, der als einziges Mittel gegen ihre Knie- und Hüftschmerzen Gelenkwickel oder Auflagen zur Verfügung standen.

Omas Wickel leisten auch heute noch sehr gute Dienste. Denn eins ist sicher: Wickel haben im Gegensatz zu Schmerzmedikamenten keine Nebenwirkungen! Hinsichtlich der schmerzlindernden Wirkung besteht zwischen den einzelnen Wickeln kein Unterschied.

Wickel aus Heilerde

Ein Heilerdewickel tut bei Gelenkschmerzen besonders gut. Ich mache mir diesen Wickel vor allem dann, wenn ich akut Schmerzen verspüre oder das Gefühl habe, von meinen Gelenken zu viel verlangt zu haben. Die gesundheitsfördernden und schmerzlindernden Inhaltsstoffe der Heilerde – Mineralstoffe und Spurenelemente – können sich unter einem Wickel sehr gut entfalten. Für diesen Wickel benötigen Sie Heilerde aus der Apotheke und Wasser (warm oder kalt).

Mein Tipp!

Für Wickel benötigen Sie ein Außen- und ein Innentuch aus Leinen, Baumwolle oder Wolle. Bei synthetischen Stoffen können sich Hitze und Feuchtigkeit stauen. Bei akuten Schmerzen empfiehlt sich ein kalter, bei chronischen Schmerzen ein warmer Wickel. Der Wickel darf nicht zu straff, sollte aber auch nicht zu locker sitzen. Achten Sie auf die richtige Temperatur. Sobald es Ihnen mit dem Wickel zu kalt wird, sollten Sie ihn abnehmen. Wichtig ist, dass Sie vor dem Anlegen eines Wickels – kalt oder warm – die Füße mit einer Wärmflasche oder einem Heizkissen anwärmen.

Verrühren Sie beides so lange miteinander, bis ein streichfähiger Brei entsteht. Tragen Sie den Brei messerrückendick direkt auf das betroffene Gelenk auf, und bedecken Sie den Brei mit einem feuchten Tuch. Beim Trocknen der Heilerde, das bis zu zwei Stunden dauern kann, entfaltet sich ihre schmerzlindernde und durchblutungsfördernde Wirkung. Wenn die Heilerde trocken ist, sollten Sie die Kompresse entfernen.

Quarkwickel

Ist das schmerzende Gelenk warm und rot, sollten Sie es einmal mit einem Quarkwickel versuchen. Der Quark zieht die Hitze rasch aus dem Gelenk und verringert so auch die Schmerzen. Sie benötigen rund 250 Gramm Speisequark aus dem Kühlschrank und einige Tropfen Olivenöl.

Verrühren Sie beides gut und stellen Sie die Mischung noch einmal für kurze Zeit in den Kühlschrank. Anschließend tragen Sie die Mischung eiskalt etwa fingerdick auf das Gelenk auf, legen erst ein Hand- und dann ein Wolltuch darüber und lassen den Quark rund 20 Minuten wirken.

Sie können einen Quarkwickel problemlos mehrmals am Tag anlegen!

Kohlwickel

Ich habe die Erfahrung gemacht, dass ein Kohlwickel, ganz gleich ob Weißkohl, Wirsing, Grünkohl etc., bei geschwollenen und entzündeten Gelenken mindestens ebenso wirksam ist wie eine schmerzlindernde Salbe – wenn nicht gar effektiver. Für einen Kohlwickel verwende ich meist Weißkohl. Natürlich müssen Sie für jeden Wickel neue Kohlblätter verwenden.

Entfernen Sie die Mittelrippe aus den Kohlblättern. Dann walzen Sie mit einem Nudelholz oder einer Flasche die Kohlblätter kräftig. So kann der

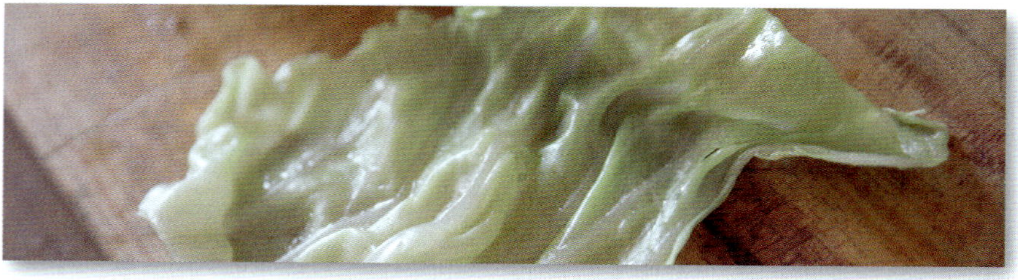

Saft mit seinen gesundheitsfördernden Inhaltsstoffen – entzündungshemmende und schmerzlindernde Flavonoide und Senföle – leichter aus dem Gemüse aus- und über die Haut ins Gelenk übertreten.

Umwickeln Sie abends das betroffene Gelenk mit fünf bis sechs Lagen Kohlblättern und sichern Sie sie mit einem Tuch gegen Verrutschen. Nehmen Sie am nächsten Morgen den Kohlwickel ab und trocknen Sie das Gelenk mit einem Handtuch.

Voraussetzung für länger andauernden Erfolg bei geschwollenen Gelenken ist allerdings, dass der Kohlwickel mindestens vier Wochen lang konsequent über Nacht angelegt wird.

Kartoffelwickel

Ein Kartoffelwickel erwärmt das Gelenk und lindert die Schmerzen. Er eignet sich nicht bei akut entzündeten Gelenken!

Legen Sie ein trockenes Ttuch auf den Tisch und darauf Küchenkrepp. Dann geben sie sechs heiße, weich gekochte und ungeschälte Kartoffeln darauf. Bedecken Sie diese mit Küchenkrepp und legen Sie die Ränder des Trockentuchs von allen Seiten über die Kartoffeln, die nun mit der Hand leicht zerdrückt werden. Geben Sie anschließend den Wickel auf das betroffene Gelenk.

Sichern Sie ihn mit einem Handtuch gegen Verrutschen und mit einem Wolltuch gegen Wärmeverlust. Nach spätestens einer Stunde sollte der Wickel wieder entfernt werden. Gönnen Sie sich danach eine halbe Stunde Ruhe.

Mein Tipp!

Anfangs bemerkte ich im Knie ein Ziehen. Mein Orthopäde beruhigte mich und sagte, dass es sich lediglich um eine anfängliche Verschlechterung handelt. Das ist bei Naturheilmitteln häufig der Fall, bevor dann die positive Wirkung des Naturmittels einsetzt. Also bleiben Sie dabei, auch wenn anfänglich Beschwerden auftreten können!

Lassen Sie sich doch mal beißen – die Blutegeltherapie

Der medizinische Blutegel war lange Zeit in Vergessenheit geraten. In den letzten Jahren erlebten die nützlichen Tierchen eine Renaissance und das betrifft weniger den bekannten „Aderlass". Heute wird der Blutegel aufgrund der gerinnungs- und entzündungshemmenden sowie schmerzlindernden Wirkung seines Speichels eingesetzt. So eignet sich diese Therapiemethode auch bei Arthrose.

Am häufigsten werden Blutegel gegen Schmerzen und eingeschränkte Beweglichkeit bei Kniearthrose eingesetzt. Dabei werden auf die druckempfindlichen Stellen des betroffenen Knies vier bis sechs Blutegel gesetzt. Der Blutegel „beißt" und bringt reichlich Speichel in die kleine Wunde ein. Dann saugt er 45 bis 90 Minuten lang das Blut des Patienten. Nach diesem „Festmahl" fallen die Tierchen ab.

Die erwünschte Nachblutung dauert zwei bis zwölf Stunden. Für 24 Stunden wird nur ein loser Verband angelegt. Nach ein bis vier Wochen kann eine zweite Behandlung durchgeführt werden. In der Regel nehmen die Arthroseschmerzen im Laufe von einer bis zwei Wochen langsam ab.

An der Bissstelle kommt es wegen des im Speichel des Blutegels enthaltenen Histamins zu einer milden bis moderaten Entzündungsreaktion. Diese verschwindet nach drei Tagen und gehört wie die Nachblutung zur Therapie. Beides unterstützt die Reinigung der Wunde und erhöht die Wirkung der Behandlung.

Eine Behandlung kostet je nach Dauer und Aufwand zwischen 100 und 130 €. Für einen Blutegel werden zusätzlich durchschnittlich 7,50 € berechnet. Inwieweit Ihre Krankenkasse sich an den Kosten beteiligt, müssen Sie vorher erfragen.

Studien bestätigen Wirksamkeit

Gerade für die Behandlung der Kniearthrose liegen einige klinische Studien vor, deren Ergebnisse mehr als überzeugen. So zeigte eine Studie aus

Essen bei 51 Menschen mit einer Kniearthrose die Überlegenheit einer einmaligen Behandlung mit vier Blutegeln. Als Vergleich diente ein schmerzstillendes Gel, das 28 Tage lang täglich auf das Knie aufgetragen wurde.

Eine weitere Studie aus Aachen mit 113 Kniearthrose-Patienten verglich die Wirksamkeit von ein oder zwei Blutegelbehandlungen mit einer Art künstlichem Blutegel ohne Speichel.

Die Blutegel zeigten vor allem auf lange Sicht – bis zu 26 Wochen nach der Behandlung – ihre Überlegenheit. Übrigens bestätigten alle Studien die gute Verträglichkeit der Blutegeltherapie. Angewendet werden darf diese Methode nicht bei bekannten Wundheilungsstörungen, einem blutenden Magengeschwür, Blutmangel oder während der Schwangerschaft. Sollten Sie Blutgerinnungshemmer einnehmen, sollten Sie sich vor der Blutegeltherapie mit Ihrem Arzt beraten.

Erfahrungen aus erster Hand

Doch viel überzeugender als alle Studienergebnisse sind Erfahrungsberichte aus dem eigenen Freundeskreis. Bei einem guten Freund von mir – nennen wir ihn Tom – traten im Alter von 65 Jahren erste Beschwerden einer Kniearthrose auf. Tom war immer sehr sportlich und hatte sich gesund ernährt.

Im Laufe des folgenden Jahres verstärkten sich die Schmerzen und Bewegungseinschränkungen so stark, dass er an manchen Tagen ohne Schmerzmittel das Haus gar nicht mehr verlassen konnte. Sein geliebtes Rad musste er deswegen häufig stehen lassen. Auf Zuraten eines Bekannten ging Tom zu einer Blutegeltherapeutin. (Diese Zusatzbezeichnung müssen Ärzte und Heilpraktiker erwerben, bevor sie Blutegel therapeutisch einsetzen dürfen.)

Dort wurden vier Blutegel an seinem Knie angesetzt. „Es war schon ein komisches Gefühl, diese seltsamen Würmer auf meinem Bein zu sehen. Ich habe mich mit Lesen abgelenkt“, so Tom. Die Behandlung wurde nach zwei Wochen wiederholt.

Schon zehn Tage nach der ersten Anwendung waren die Schmerzen erheblich zurückgegangen. Und einige Tage nach der zweiten Behandlung war die Beweglichkeit so weit hergestellt, dass Tom wieder Fahrrad fahren und schmerzfrei Treppen steigen konnte. Nur sehr selten muss er jetzt eine Schmerzmittel-Creme auf das Knie auftragen.

Übrigens: Einen Therapeuten finden Sie im Internet beispielsweise unter *www. blutegeltherapeut.de.*

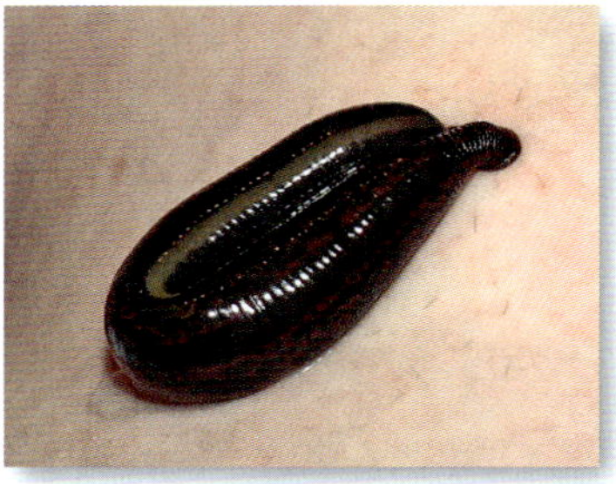

So helfen Ihnen Schüßler-Salze

Aktuellen Umfragen in Apotheken zufolge sind Schüßler-Salze als sanfte Heilmethode sehr beliebt. Ich selbst habe keine Erfahrungen mit dieser Therapieoption, habe aber von Freunden und Bekannten schon viel Positives gehört. Welche Salze gegen Arthrose Hilfe versprechen und wie Sie die Salze richtig einsetzen, erfahren Sie hier.

Die Basis der Schüßler-Salze bilden die Erkenntnisse des Berliner Arztes und Forschers Prof. Dr. Rudolf Virchow (1821 bis 1902). Er fand heraus, dass unser gesamter Organismus aus Körperzellen aufgebaut ist. Die einwandfreie Funktion dieser kleinsten Bausteine bildet die Grundlage für unsere Gesundheit. Anders ausgedrückt: Arbeiten die Zellen nicht mehr richtig, entwickeln sich Krankheiten.

Der homöopathische Arzt Wilhelm Heinrich Schüßler (1821 bis 1898) entdeckte, dass jede Körperzelle bestimmte Nährstoffe benötigt. Fehlen sie oder stehen sie der Zelle nicht in ausreichender Menge zur Verfügung, beeinträchtigt das deren Leistungs- und Funktionsfähigkeit: Krankheiten können sich entwickeln. Schüßler wies nach, dass zwölf Mineralsalze für die Ernährung der Zellen besonders wichtig sind.

Diese bezeichnete er als biochemische „Funktionsmittel“, die bei einem Mangel ersetzt werden müssen. Später glaubte Schüßler, auf das zwölfte Salz – Calcium sulfuricum – verzichten zu können. Im Laufe der folgenden Jahre kamen noch 15 „Ergänzungsmittel“ hinzu.

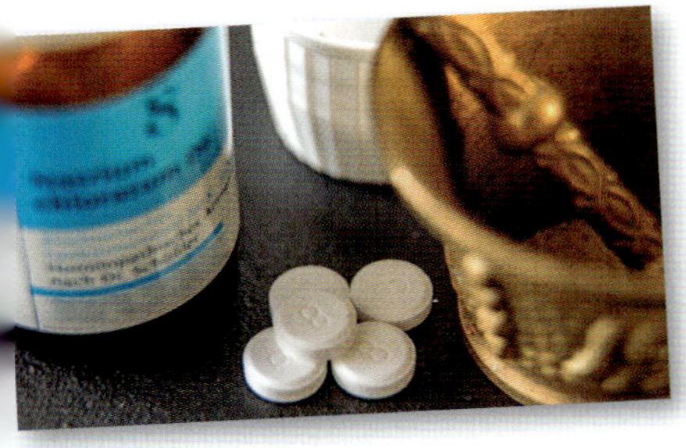

Schüßler-Salze können gegen Arthrose allein oder zur Unterstützung schulmedizinischer Therapieoptionen eingesetzt werden.

Auch bei Arthrose gilt: Mineralstoffdefizit ausgleichen

Ein Mineralstoffmangel ist laut Schüßler bei Arthrose für die typischen Beschwerden verantwortlich. Diesen Mangel sollen die Salze ausgleichen. Dadurch lindern Schüßler-Salze die Symptome und verzögern den Krankheitsprozess.

Das wohl wichtigste Schüßler-Salz bei Arthrose ist das Salz Nr. 12 Calcium sulfuricum, umgangssprachlich Gips. Calcium sulfuricum kommt im Körper im Knorpel, in der Leber und in der Galle vor. Es stärkt die Gelenke und den Knorpel, weshalb es auch als das Salz der Gelenke bezeichnet wird. Die Tabletten aus weißem Pulver werden in der Potenz D6 eingesetzt. Das entspricht einer homöopathischen Verdünnung.

Hilfreich ist auch Natrium chloratum, das Funktionsmittel Nr. 8, auch als Kochsalz bekannt. Im Körper findet es sich in der außerzellulären Flüssigkeit, in den Knochen, im Knorpel, im Magen und in den Nieren. Auch dieses Funktionsmittel wird in der Potenz D6 eingenommen.

Das dritte Schüßler-Salz gegen Arthrose ist Silicea, das Funktionsmittel Nr. 11, umgangssprachlich als Kieselerde bezeichnet. Silicea kommt im Körper vor allem im Bindegewebe vor und unterstützt den Knorpelaufbau. Verabreicht wird das Salz in der Potenz D12.

Vervollständigt wird das Quartett durch das Funktionsmittel Nr. 7, Magnesium phosphoricum, bekannt auch als Magnesiumphosphat oder phosphorsaures Magnesia. Sein Haupteinsatzgebiet sind Schmerzen. Im Körper ist es in erster Linie in den Knochen enthalten, außerdem noch in der Leber, den Muskeln, den Nerven, der Schilddrüse und in den roten Blutkörperchen.

Von den Ergänzungsmitteln sollten Sie auch zu Manganum sulfuricum greifen. Es regt die Knochen- und Knorpelbildung an und wird deshalb auch hauptsächlich bei Arthrose empfohlen.

Und so geht`s

Wie viele Schüßler-Salze sie gleichzeitig anwenden, können Sie selbst entscheiden. Bei einer Arthrose können Sie also beispielsweise nur Nr. 12 auswählen, zwei, drei oder alle vier Salze kombinieren. Nehmen Sie dreimal täglich ein bis drei Tabletten (abhängig von der Stärke der Beschwerden).

Nehmen Sie die Tabletten einzeln ein und lassen Sie sie langsam im Mund zergehen. Die Salze können so schon von der Mundschleimhaut aufgenommen werden. Halten Sie außerdem einen Abstand von mindestens 15 Minuten zu den Mahlzeiten ein.

Mein Tipp!

Sie können die Tabletten auch in Wasser auflösen und das Wasser dann in kleinen Schlucken trinken. Behalten Sie jeden Schluck eine Weile im Mund. Die Schüßler-Salze gibt es in Apotheken in Tablettenform sowie als Salbe, Pulver und Tropfen.

Die Kosten variieren je nach Hersteller. Vergleichen Sie die Preise in Ihrer Apotheke mit denen einer Versandapotheke. Letztere bieten Schüßler-Salze häufig deutlich günstiger an.

Die gängigen Hersteller wie Pflüger und DHU, aber auch Orthim, Weleda oder Hevert sind gute Marken mit hohem Qualitätsanspruch und bieten eine breite, übersichtliche Auswahl.

Die Thalasso-Therapie im eigenen Badezimmer

Die „Thalasso-Therapie", also die gleichzeitige Anwendung von Meerwasser, Klima, Algen, Schlamm und Sand unter ärztlicher Kontrolle, bedeutet auch für Menschen mit Arthrose eine wahre Wohltat. Denn sie stoppt Schmerzen und Beschwerden. Die Vorteile von Meersalz, Meerwasser, Algen und Schlick können Sie auch zu Hause genießen.

Der maritime Cocktail für zu Hause

Mit Meersalz und Meerwasser können Sie Ihren Körper entgiften. Denn die beiden Produkte aus dem Meer enthalten zahlreiche Mineralstoffe wie Kalium, Kalzium, Schwefel, Magnesium und Chlor sowie die lebensnotwendigen Spurenelemente Kupfer, Zink, Mangan und Jod. Diese Substanzen binden Säuren und Schlacken im Körper und schleusen diese über die Haut aus. Außerdem hemmen sie Gelenkentzündungen. Sehr gut für Meersalzanwendungen eignet sich das Salz aus dem Toten Meer, das Sie in jeder Apotheke kaufen können. Es enthält alle wichtigen Mineralstoffe und Spurenelemente in einer hohen Konzentration.

Und so bereiten Sie „Ihr" Thalasso-Bad zu:

① Lassen Sie warmes Wasser (ca. 37 Grad) in Ihre Badewanne laufen. Damit entspricht es der Körpertemperatur und die wertvollen Inhaltsstoffe des Meersalzes gelangen so am besten in die Haut.

② Lösen Sie für ein Vollbad 700 g Meersalz zuerst in 1 Liter heißem Wasser auf und verteilen es dann gut im warmen Wasser des Vollbades.

③ Verwenden Sie kein Badeöl und keine Cremes. Denn schließlich soll die pure Kraft der Meeresmineralien auf Sie wirken.

④ Bleiben Sie nicht länger als 20 Minuten im Wasser, ansonsten könnten Sie Ihren Kreislauf zu sehr belasten.

⑤ Duschen Sie sich nach dem Bad lauwarm ab und hüllen Sie sich dann in angewärmte flauschige Handtücher.

⑥ Ruhen Sie in warmer Umgebung noch etwas nach.

Mein Tipp!

Geben Sie 2 Teelöffel fertige Algenzusätze aus Apotheke oder Drogerie in Ihr Meerwasser-Bad. Das verstärkt die Wirkung von Meersalz und -wasser!

Auch eine Packung für die betroffenen Gelenke verspricht rasche Linderung der Arthrosebeschwerden.

1. Lösen Sie 200 g Meersalz oder Salz aus dem Toten Meer und 200 g Heilerde zur äußeren Anwendung in 1 Liter heißem Wasser.

2. Danach verdünnen Sie die Lösung mit einem weiteren Liter Wasser. Die Wassertemperatur sollte auch hier wieder 37 Grad haben.

3. Tränken Sie nun ein Leinentuch mit der Lösung und wickeln Sie es um das betroffene Gelenk.

4. Lassen Sie die Packung trocknen und entfernen Sie sie dann.

Algen- und Schlickpackungen gegen Arthrose

Meeresalgen und Schlick enthalten ebenso wie Meerwasser und -salz die oben im Text aufgeführten Mineralstoffe und Spurenelemente in hoher Konzentration. Zusätzlich finden sich in Algen auch die wertvollen Vitamine A, C, E und B12. Der gesundheitsfördernde Effekt von Meeresschlick beruht hauptsächlich auf der Überwärmung der in ihm enthaltenen Schwefelverbindungen. Aufgrund der wertvollen Inhaltsstoffe entspannen die beiden Meereskomponenten Schlamm und Algen die Muskeln. Alles zusammen führt dazu, dass Algen- und Schlickpackungen Schwellungen und Entzündungen stoppen.

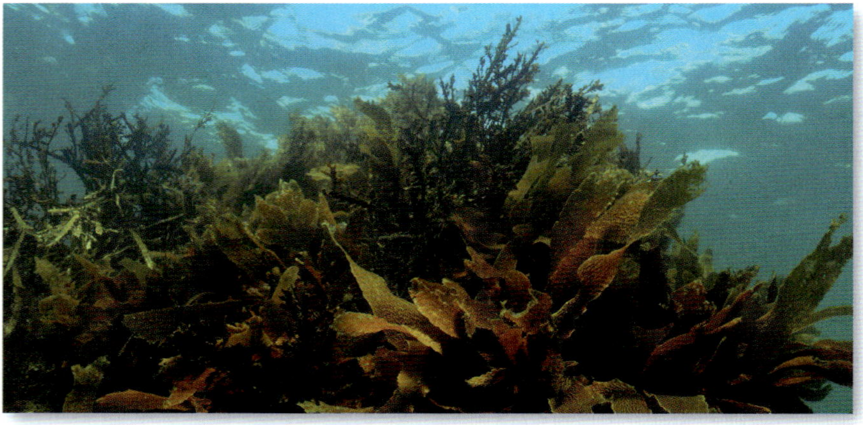

Für Packungen werden die pulverisierten Meeresalgen mit Meereswasser frisch angerührt und direkt auf die Haut aufgebracht. Lassen Sie die Packung eintrocknen und entfernen Sie sie mit warmem Wasser.

Hinsichtlich der Mengen sollten Sie sich nach den auf der Packung angegebenen Hinweisen richten. Achtung: Bei einem entzündeten Gelenk dürfen Algen- und Schlickpackungen keinesfalls warm oder gar heiß, sondern nur kalt angewendet werden!

Maritime Produkte aus der Apotheke

In jeder Apotheke können Sie Meersalz-, Meerwasser- sowie Algen- und Schlickprodukte (fertige Packungen) kaufen. Achten Sie bei Algenprodukten darauf, dass es sich um Meeres- und nicht um Süßwasseralgen handelt. Letztere wirken bei anderen Erkrankungen.

Keine Schmerzen dank Magnetfeldtherapie

Zu den wirksamen alternativen Heilmethoden bei der Behandlung von Arthroseschmerzen gehört die pulsierende Magnetfeldtherapie. Elektromagnetische Energiefelder stimulieren die Selbstheilung und unterstützen den Aufbau von Knorpel.

Die ursprüngliche Magnetfeldtherapie ist ein altes Verfahren, das schon vor über 2.000 Jahren in China angewendet wurde.

Die Methode beruht auf der Tatsache, dass unterschiedliche Materialien unterschiedlich starke Magnetfelder besitzen. Auch andere Hochkulturen nutzten eisenhaltige magnetische Steine zur Heilung der verschiedensten Erkrankungen. In der Neuzeit war es Paracelsus, der Magneten einsetzte und sein Wissen darüber an andere weitergab. Heute hat die moderne Magnetfeldtherapie auch den Weg in die Behandlung von Arthrose gefunden. Dort hat sie als Alternative oder Ergänzung zu herkömmlichen Therapieformen ihren festen Platz.

Magnetfeldtherapie

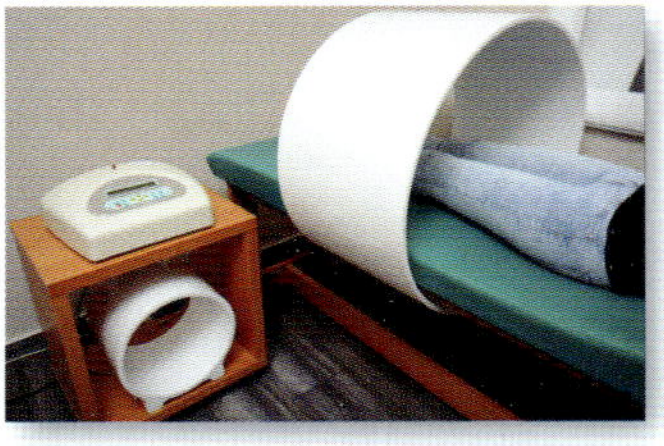

Die Magnetfeldtherapie ist völlig schmerzfrei und reduziert den Verbrauch von Schmerzmitteln.

Die Magnetfeldtherapie gehört zu den physikalischen Therapieformen. Ziel ist es, die Beweglichkeit des arthrotischen Gelenks so lange wie möglich zu erhalten und den beeinträchtigten Gelenkstoffwechsel zu regulieren. Dafür werden verschiedene physikalische Methoden eingesetzt, beispielsweise Wärme, Gleichstrom, Infrarot- und UV-Licht sowie Wasseranwendungen und Massage. Diese Methoden lindern Schmerzen und Entzündungen. Gemeinsamer Nenner all dieser Anwendungen ist, dass der Patient nur eine passive Rolle einnimmt, also nicht aktiv „mitarbeitet". Doch wie wirkt nun die Magnetfeldtherapie?

Der menschliche Körper besitzt ein elektrisches Potenzial, auch als Energieströme bezeichnet. Bei degenerativen Erkrankungen wie der Arthrose sind wichtige Energieströme in den Zellen gestört, was den Zellabbau auch in dem betroffenen Gelenk beschleunigt.

Die Magnetfeldtherapie lenkt diese Energieströme wieder in die „richtigen Bahnen". Dazu dienen Magnetspulen, Magnetfeldgeräte und andere magnetische Gegenstände. Das Magnetfeld beeinflusst das Energiepotenzial der Zellen. Dadurch werden der Zellstoffwechsel erhöht, Heilungsprozesse verstärkt sowie das Abwehrsystem und die Durchblutung verbessert.

Das Knorpelgewebe kann sich wieder aufbauen. Auf diese Weise können die Funktionsfähigkeit und die Beweglichkeit des Gelenks dauerhaft gesteigert werden. So verhilft Ihnen die Magnetfeldtherapie wieder zu mehr Lebensqualität – und das frei von Nebenwirkungen. Und Ihren Schmerzmittelkonsum können Sie ganz nebenbei auch einschränken. Möglicherweise kann mithilfe der Magnetfeldtherapie sogar ein Gelenkersatz deutlich hinausgezögert werden.

Im Sommer 2015 habe ich mir das linke Schienbein gebrochen. Aufgrund meiner schlechten Knochenheilung war nach sechs Wochen in der Computertomografie (CT) noch kein Zusammenwachsen des Schienbeins zu erkennen. Mein Orthopäde erwog schon eine Operation, in der

der Bruch genagelt werden sollte. Vorher wollte er es jedoch noch mit der Magnetfeldtherapie versuchen. Schon nach fünf Anwendungen zeigte die CT eine Kallusbildung, der Knochen heilte also zusammen. Ich setzte die Therapie noch sechs Wochen lang fort. Der Knochen war danach vollständig zusammengeheilt. Gleichzeitig besserte sich durch diese Therapie auch die Arthrose im linken Knie. Jetzt gehe ich einmal im Monat zur Magnetfeldtherapie. Probieren Sie diese Therapieform auch einmal aus. Sie werden positiv überrascht sein.

Bei nahezu allen Arthroseformen erfolgreich

Knie-, Hüft- sowie Hand- und Fingergelenksarthrose sprechen sehr gut auf die Magnetfeldtherapie an. Besonders eignet sich diese Behandlungsmethode für eine Polyarthrose, also eine vorliegende Arthrose in mehreren Gelenken. Aber auch der Verschleiß der kleinen Wirbelgelenke sowie Bandscheibenschäden und Knochenbrüche gehören zu den Einsatzgebieten dieser Therapieform. Für einen lang anhaltenden Erfolg sollte die Magnetfeldtherapie regelmäßig angewendet werden.

Anfangs werden zwei Anwendungen wöchentlich (20 bis 30 Minuten) empfohlen. Gehen die Beschwerden zurück, genügt zunächst eine wöchentliche, danach eventuell sogar eine monatliche Anwendung. In der Praxis sollten Sie für die einzelne Sitzung zwischen 10 und etwa 70 € veranschlagen. Die Kosten werden von den meisten gesetzlichen Krankenkassen leider nicht getragen. Private Krankenversicherungen übernehmen in der Regel die Behandlungskosten. Ich rate Ihnen jedoch, vorher deswegen anzufragen.

So läuft die Behandlung ab

Bei der Magnetfeldtherapie liegen Sie auf einer körpergerechten Liege, während das Gerät über die schmerzhaften Stellen, beispielsweise Knie, Hüfte und/oder Hand, hin- und herfährt.

Im Inneren des Geräts befindet sich eine Metallspule, die mittels elektrischer Energie ein wechselndes Magnetfeld erzeugt. Dabei handelt es sich um unsichtbare Energiefelder, die den Körper vollständig bis in jede einzelne Zelle durchdringen. Intensität und Frequenz des Feldes können individuell angepasst werden. Die Magnetfeldtherapie ist für Sie völlig ungefährlich und schmerzfrei. Eventuell empfinden Sie während der Anwendung ein leichtes Wärmegefühl oder Kribbeln.

Nicht angewendet werden darf die Magnetfeldtherapie bei Menschen mit Herzschrittmacher oder anderen elektronischen Implantaten, die zu Schaden kommen könnten. Auch Tumorleiden, Epilepsie, Schwangerschaft, akute fiebrige Infektionen und schwere Herzrhythmusstörungen müssen ausgeschlossen werden. Kreditkarten und andere mit Magnetstreifen versehene Dokumente müssen Sie vor Beginn der Anwendung ablegen, da sie sonst unlesbar werden.

Achtung: Statische Magnetfelder wie bei in der Werbung oft angepriesenen Matratzenauflagen oder Armbändern sind völlig wirkungslos, aber meist sehr teuer! Lassen Sie sich solche Geräte bitte nicht in Verkaufsshows etc. aufdrängen.

Mein Tipp!

Steigern Sie den Effekt der Magnetfeldtherapie durch die zusätzliche Einnahme von knorpelstimulierenden Substanzen wie Hyaluronsäure, Glukosamin- und Chondroitinsulfat, die Sie in hoher Qualität in der Apotheke bekommen.

Leider nur wenige Studien

In vielen experimentellen Untersuchungen im Labor bzw. im Tiermodell wurde nachgewiesen, dass die Durchblutung und die Sauerstoffversorgung im Gewebe sowie der Energiestoffwechsel verbessert werden. Die natürlichen elektrischen Potenziale innerhalb der Körperzellen werden normalisiert. Außerdem wird das Wachstum der Knochen-, Knorpel- und Bindegewebszellen angeregt.

Der Erfolg der Magnetfeldtherapie wurde aber auch in Studien mit Patienten nachgewiesen. In einer Studie aus dem Jahr 2005 durchliefen 71 Kniearthrosepatienten sechs Wochen lang eine Magnetfeldtherapie mit echten bzw. Scheingeräten. Nur die echte Behandlung verringerte die Schmerzen und verbesserte die Beweglichkeit des betroffenen Gelenks deutlich.

Vata, Pitta, Kapha

Welcher Typ sind Sie nach der ayurvedischen Lehre?

Im Mittelpunkt der indischen Heilmethode Ayurveda stehen Erhaltung und Wiederherstellung der vollkommenen Gesundheit von Körper, Geist und Seele. Gesundheit wird definiert als ein ausgewogenes Gleichgewicht zwischen den drei Lebensenergien, den sogenannten Doshas Vata, Pitta und Kapha. Diese Energien steuern alle körperlichen und seelisch-geistigen Funktionen.

Nach der ayurvedischen Lehre sind die drei Doshas die wichtigsten Faktoren des menschlichen Organismus; sie herrschen über unseren Körper, unsere Seele und unseren Geist.

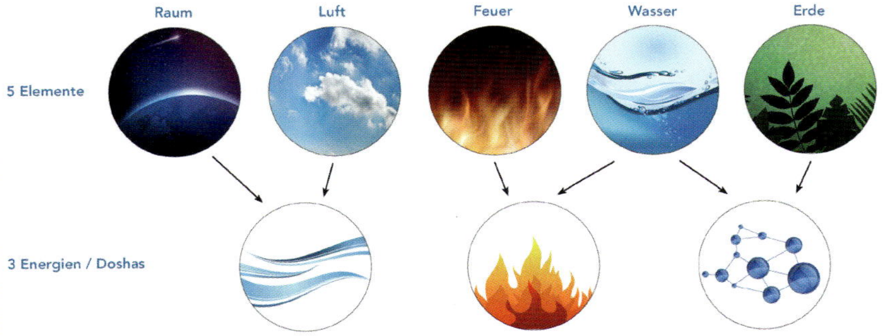

	VATA	PITTA	KAPHA
	Bewegung	Umwandlung	Struktur
Manifestierte Elemente	Raum / Luft	Feuer / Wasser	Wasser / Erde
Körperliche Funktionen	Bewegung Kommunikation Sinnerfahrung Lebendigkeit	Stoffwechsel Verbrennung Wärmehaushalt Energie	Formgebung Struktur Zusammenhalt Flüssigkeiten
Geistige Funktionen	Wachheit Begeisterungsfähigkeit	Zielgerichtetheit Emotionen	Ausgegliechenheit Stabilität Gedächtnis

Die drei Doshas sollten sich immer im Gleichgewicht befinden.

Für unsere Gesundheit und unser Wohlbefinden ist es wichtig, dass sich die drei Doshas im Gleichgewicht befinden. Nur im Stadium der Ausgeglichenheit verleihen sie uns Stärke, gutes Aussehen, intakte Organe und auch ein langes Leben.

Verschiebt sich das Gleichgewicht, führt das zu Unordnung und Krankheit, beispielsweise zu einer Arthrose.

Bei der Geburt herrscht das für Babys optimale Gleichgewicht der Doshas. Im Laufe des Lebens wandelt sich dieser Zustand, die Doshas geraten aus der Balance. Verantwortlich hierfür sind Ernährung, Umwelt, Stress sowie seelische und körperliche Verletzungen. Bleibt dieses Ungleichgewicht zu lange bestehen, entwickeln sich Krankheiten.

Reintypen sind selten

Jeder Mensch kann aufgrund seiner Eigenschaften als Vata-, Pitta- oder Kapha-Typ eingeordnet werden, jedoch liegt die Reinform eines Typs nur äußerst selten vor. Die meisten Menschen weisen Elemente von zwei oder sogar allen drei Doshas auf.

Jeder ayurvedische Konstitutionstyp besitzt Stärken und Schwächen. Kennt man diese, lässt sich viel über die eigene Anfälligkeit für verschiedene Krankheiten, die ideale Ernährungsweise und das am besten geeignete Klima aussagen. Die Beschreibung der einzelnen Typen kann natürlich nur ein grober Anhaltspunkt sein.

Kostenloser Test: Hier erfahren Sie, welcher Dosha-Typ Sie sind

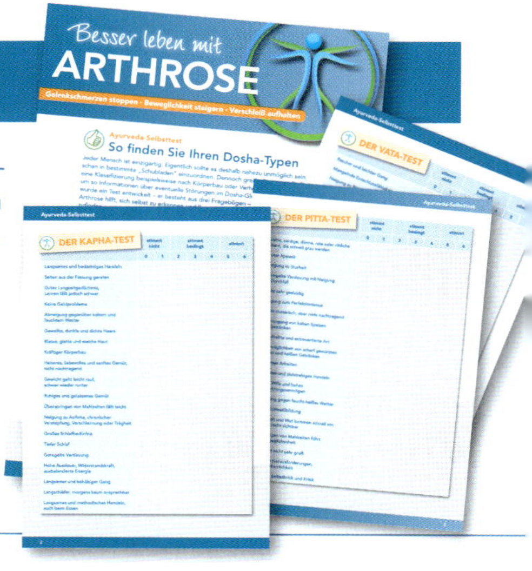

Sie möchten wissen, welcher Dosha-Typ am ehesten auf Sie zutrifft? Dann fordern Sie doch meine drei Tests an.

Unter dieser Internetseite von mir erhalten Sie die Tests kostenlos: www.besser-leben-mit-arthrose.com

Vata ist das stärkste Dosha

Übersetzen lässt sich der Begriff Vata am besten mit „sich bewegen" oder „sich begeistern". Oberstes Gebot für dieses Dosha sind ein regelmäßiger Lebensrhythmus und ausreichend Zeit für Entspannung.

Vata ist verantwortlich für

- jede Bewegung physischer, geistiger und auch emotionaler Art,
- den Transport der Nahrung,
- die Ausscheidung,
- das Atmen und
- die Knochen.

Positive und negative Eigenschaften:

- niedriges Körpergewicht
- schmaler Körperbau
- empfänglich für Anregungen
- Vorliebe für Sport und kreative Tätigkeiten
- gutes Kurzzeitgedächtnis
- trockene Haut
- unregelmäßige Verdauung
- reagiert sensibel auf Veränderungen
- oft überreizt
- ruheloser Geist
- schlechtes Langzeitgedächtnis

Der Pitta-Typ steuert den Stoffwechsel

Dieses Dosha bedeutet „erhitzen" oder „brennen".

Pitta ist verantwortlich für

- alle biochemischen Prozesse,
- das Hunger- und Durstgefühl,
- den Geschmackssinn,
- die Farbe und den Glanz des Körpers,
- den Verstand,
- die Aufmerksamkeit und
- die Sehkraft.

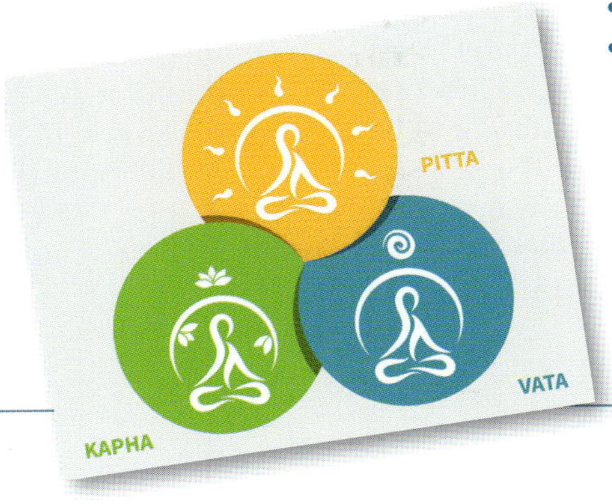

Positive und negative Eigenschaften:

- mittlere Größe
- mittlerer Körperbau
- normale, oft sommersprossige Haut
- blonde oder rötliche Haare
- intelligent und präzise
- reagiert häufig gereizt
- oft eifersüchtig
- gerät häufig ins Schwitzen
- meidet hohe Temperaturen und die Sonne

Der Kapha-Typ

Der Begriff Kapha lässt sich am besten mit „Phlegma", aber auch mit „umarmen" und „zusammenhalten" umschreiben.

Kapha ist verantwortlich für

- den Bau des lebenden Körpers,
- die Entwicklung der Zellen und
- die Fortpflanzungsfähigkeit.

Positive und negative Eigenschaften:

- stabile Persönlichkeit
- geduldig
- ehrenhaft
- lügt nicht
- gutes Gedächtnis
- ruhig und ausgeglichen
- häufig übergewichtig
- ständiger Appetit
- hohes Schlafbedürfnis
- kaum körperlich aktiv
- lethargisch, eventuell faul

Zu starkes Vata

So schwächt das Dosha Ihr Knochengewebe und fördert den Knochenabbau

Die Arthrose wird im Ayurveda auf ein Überwiegen des Vata-Dosha zurückgeführt. Erhöht es sich, verringert sich das mit diesem Dosha verbundene Knochengewebe – das Knochensystem degeneriert. Welche Ursachen für ein zu starkes Vata-Dosha verantwortlich sind, erfahren Sie in diesem Beitrag.

Die Arthrose wird im Ayurveda als sandhi-gata-vata bezeichnet, was so viel wie „in das Gelenk gefahrene Vata" bedeutet. Die Ursachen liegen in einer Verstärkung des Vata-Dosha. Vata reguliert zusammen mit Kapha den Wassergehalt: Kapha lagert Wasser in das Gewebe ein, beispielsweise in die Gelenkschmiere, macht es weich und geschmeidig, Vata entzieht dem Gewebe Wasser und trocknet es aus. Ist Vata nun erhöht, ist Kapha nicht mehr in der Lage, ausreichend Gelenkschmiere herzustellen. Dieses Ungleichgewicht beeinträchtigt die Gelenke:

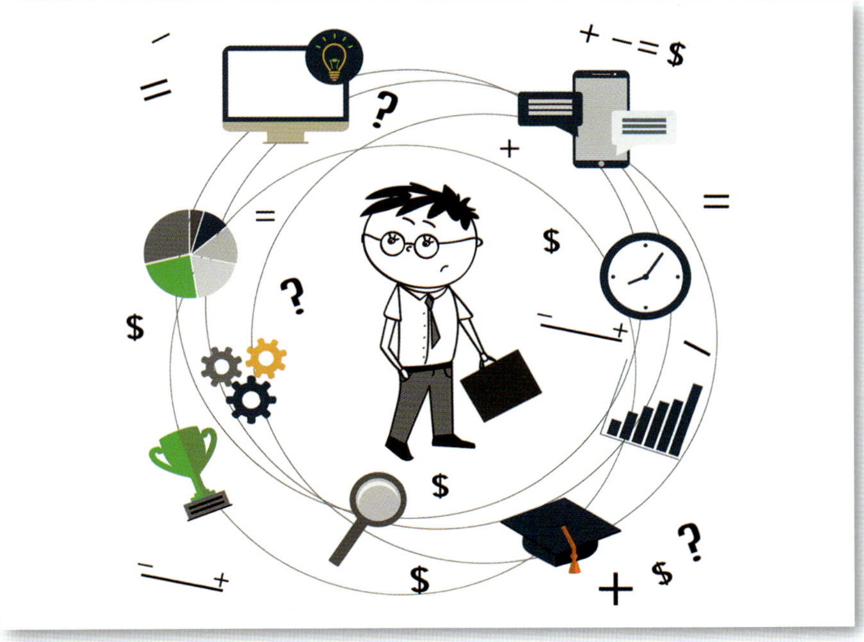

Unser tägliches Leben wird von einem Überfluss an Daten, Informationen und Eindrücken bestimmt. Dadurch wird Vata verstärkt, was auf längere Sicht schädlich für das Knochengewebe ist.

- Durch den Rückgang der Gelenkschmiere ist ein problemloses Gleiten der Gelenkteile nicht mehr möglich. Bald reibt Knochen auf Knochen.

- Ohne ausreichend Gelenkschmiere, wird der Gelenkknorpel nicht mehr optimal ernährt. Er verliert seine Widerstandskraft, seine eigentlich glatte Oberfläche wird zerstört. Die Folge: Arthrose!

- Wegen fehlender Gelenkschmiere verringert sich auch der Gelenkspalt. Stöße, gehen somit direkt auf die am Gelenk beteiligten Knochen. Auch jetzt droht wieder eine Arthrose. Außerdem verändert sich aufgrund des reduzierten Gelenkspalts auch die Statik des Gelenks. Das wiederum zieht weitere Gelenkstrukturen wie Muskeln, Bänder und Sehnen in Mitleidenschaft.

Starke körperliche Belastung …

Auch im Ayurveda können körperliche Überlastung sowie zurückliegende Verletzungen von Knochen und Gelenken Vata erhöhen. Chronische, zehrende Erkrankungen, beispielsweise Asthma oder Diabetes, und Schlafmangel können Vata ebenfalls verstärken.

… und hektischer Lebensstil erhöhen Vata

Außerdem werden psychische Faktoren wie Sorgen, Ängste und innere Unruhe für ein zu starkes Vata verantwortlich gemacht. Zusätzlich steigert ein hektischer und rasanter Lebensstil das Vata-Dosha.

Das trifft ebenso auf den herrschenden Überfluss an Nahrung, aber auch an materiellen Dingen zu. Daten, Informationen und Eindrücke durch Fernsehen und Computer spielen bei Vata-Störungen eine erhebliche Rolle und begünstigen die Entstehung einer Arthrose.

All dieser Überfluss kann nicht verarbeitet werden – er sammelt sich und blockiert den natürlichen Fluss von Vata. Dadurch verstärkt sich das Dosha, was sich schädlich auf das Knochengewebe auswirkt.

Schließlich gelten im Ayurveda fehlender innerer Halt und Unterstützung von außen als Gründe für ein verstärktes Vata und damit als Ursache für eine Arthrose.

Pflanzliche Ayurveda-Präparate genauso erfolgreich wie die Schulmedizin

So lauten die Ergebnisse einer Studie der Universitätsklinik von Puna/Indien. An dieser Studie nahmen 440 Patienten mit Kniegelenksarthrose teil, deren Beschwerden schon länger als 50 Monate bestanden. Jeweils 110 Studienteilnehmer erhielten sechs Monate lang entweder Glukosaminsulfat, Celecoxib, einen ayurvedischen Extrakt verschiedener Kräuter oder den Kräuterextrakt plus zusätzlich Weihrauch.

Nach sechs Monaten unterschieden sich die vier Gruppen in puncto Schmerzintensität und Beweglichkeit des Kniegelenks nicht. Dieses positive Ergebnis spricht für weitere Untersuchungen zu dieser Thematik.

„Nahrung ist Medizin – und Medizin ist Nahrung"

Dieses in China häufig zu hörende Sprichwort verdeutlicht den Stellenwert, den eine ausgewogene und gesunde Ernährung in der Traditionellen Chinesischen Medizin besitzt. Jedes Nahrungsmittel ist eine Medizin, die allmählich durch Jahre und Jahrzehnte hindurch über Gesundheit und Krankheit entscheidet. Erfahren Sie hier, wie Sie Ihre Ernährung der TCM angleichen, ohne auf Genuss verzichten zu müssen, und so Ihre Arthrosebeschwerden lindern können.

Die Traditionelle Chinesische Medizin geht auf den Philosophen Lao Tse zurück, der vermutlich im 6. Jahrhundert vor Christus lebte. Er verbreitete die Lehre vom Gleichgewicht der zwei polaren Gegensätze Yin und Yang. Jeder Gegenstand, jedes lebende Wesen besteht aus Yin und Yang, ist aber entweder mehr Yin oder mehr Yang. Auch der menschliche Körper lässt sich in Yin und Yang unterteilen: So ist beispielsweise die Rückseite Yang, und die Vorderseite Yin.

Alle Dinge streben hinsichtlich Yin und Yang nach einem Gleichgewicht. Durch Verbindung mit der anderen Polarität befindet sich alles in einem ausbalancierenden Prozess. So ziehen Gegenstände und Lebewesen, die mehr Yin sind, Yang an und umgekehrt. Anders gesagt: Ein Mensch hat nicht nur positive oder nur negative Eigenschaften, sondern er besitzt sowohl gute als auch negative Seiten. Jede noch so schöne Rose hat auch Dornen.

Qi – die Lebensenergie

In der chinesischen Anschauungsweise spielen die Energie und die Lebenskraft die entscheidenden Rollen. Im Zentrum befindet sich die Qi-Energie, die durch das Universum fließt. Qi (Chi) strömt im menschlichen Körper, in Tieren, in Pflanzen, aber auch in Gegenständen.

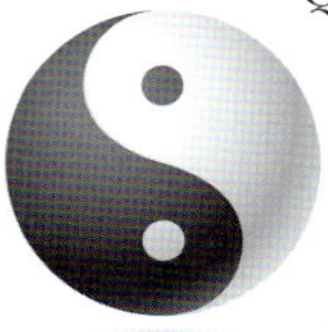

Symbolhaft werden Yin und Yang als zwei sich umklammernde Fische dargestellt, die nur zusammen ein Ganzes bilden.

Der Fluss von Qi entscheidet über unsere Stimmungen, über unsere Emotionen sowie über unsere seelische und körperliche Konstitution.

Das Sein besteht aus einem dynamischen Wechselspiel von Yin und Yang. Stehen diese nicht im Einklang bzw. im Gleichgewicht miteinander, wird die Lebensenergie Qi blockiert. Diese Blockaden sind die Ursache für viele Krankheiten. So werden auch degenerative Gelenkerkrankungen wie die Arthrose auf eine Blockade von Qi zurückgeführt.

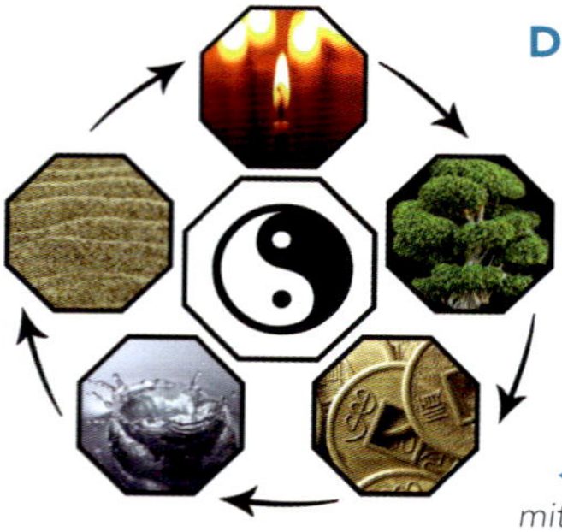

Die fünf Wandlungsphasen

Die sogenannten „fünf Wandlungsphasen" oder „fünf Elemente" (Holz, Feuer, Erde, Metall und Wasser) verfeinern das Prinzip von Yin und Yang.

Die fünf Elemente stehen miteinander in Verbindung und bilden einen Zyklus – auch im menschlichen Körper.

◂ *Die fünf Elemente Holz, Feuer, Erde, Metall und Wasser stehen miteinander in Verbindung.*

Ernährung als Medizin

In der TCM bildet die Ernährung den wohl wichtigsten Baustein für Ihre Gesundheit. Die jahrtausendealte Erfahrung zeigt, dass die nach den fünf Elementen bezeichnete Ernährungsweise nicht nur die Gesundheit erhalten kann, sondern auch aus dem Gleichgewicht geratene körperliche Funktionen – wie eben die Arthrose – wieder in Einklang bringt.

Die Energie steht auch bei der Ernährungsweise der TCM im Mittelpunkt. So geht die TCM davon aus, dass die Organe und das Gewebe in energetischen Wechselbeziehungen stehen. Deshalb werden Nahrungsmittel danach eingeteilt, ob sie im Organismus Energien aktivieren, erhalten oder erneuern.

Ein Beispiel: Curry und Meerrettich wirken erwärmend, Pfefferminze dagegen kühlend. Sie können das nachempfinden, wenn Sie beispielsweise nur eine Messerspitze puren Meerrettich essen: Ihnen wird sehr schnell heiß. Umgekehrt verhält es sich mit der Pfefferminze: Lutschen Sie ein

Pfefferminzbonbon, empfinden Sie dies als kühlend. Bei der Zubereitung von Speisen achten Sie bitte stets darauf, wie die einzelnen Zutaten Ihres Menüs auf den menschlichen Körper wirken: „heiß“ (viel Yang), „warm“ (Yang), „neutral“, „erfrischend“ (Yin) oder „kalt“ (viel Yin). Hinsichtlich einer gesunden Ernährung bedeutet das, dass Menschen mit einem Yang-Mangel (zu wenig Wärme, zu viel Kälte) vor allem heiße, warme und neutrale Lebensmittel zu sich nehmen sollten.

Nach Anschauung der TCM wird die Arthrose durch einen Überschuss an Wärme und einen Mangel an Kälte begünstigt. Deshalb sollten Sie als Arthrose-Patient Nahrungsmittel mit der thermischen Wirkung erfrischend, kalt und neutral essen. Beispiele für solche Nahrungsmittel finden Sie in der Tabelle auf Seite 30.

Eine weitere Einteilung der Nahrungsmittel richtet sich nach den fünf Elementen Holz, Feuer, Erde, Metall und Wasser, mit denen jeweils eine Geschmacksrichtung verbunden ist (siehe Tabelle Seite 28). Alle Elemente beeinflussen sich gegenseitig und sind in einem immerwährenden Wechselspiel miteinander verbunden.

Arthrose – eine Yin-Mangelerkrankung

Nach der TCM handelt es sich bei der Arthrose um eine Yin-Mangelerkrankung. Wie alle Organe des menschlichen Körpers müssen auch die Gelenke ausreichend mit Qi versorgt werden.

Das gelingt aber nur bei einem Gleichgewicht zwischen Yin und Yang. Steht zu wenig Yin-Energie zur Verfügung, werden Knorpel und Bindegewebe nicht ausreichend versorgt, Abnutzungserscheinungen und heftige Schmerzen sind die Folge. Grundsätzlich werden die Knochen in der TCM dem Element Wasser und den dazugehörigen Nieren zugeordnet.

Nach der Lehre der TCM bildet die Niere Knochenmark sowie die Substanz für Knochen, Gehirn und Nerven. So äußert sich ein Yin-Mangel in den Nieren unter anderem durch Arthrose oder Rückenschmerzen.

Als Arthrose-Betroffener leiden Sie nach der TCM an einer Mangelerkrankung. Und hier lautet eine der wichtigsten Empfehlungen: „Sie sollten sich Zeit zum Essen nehmen, um Ihre Mitte zu stärken!"

Die 5 Elemente in der TCM

Element	Holz	Feuer	Erde	Metall	Wasser
Geschmack	sauer	bitter	süß	scharf	salzig
Ort der Wirkung	Leber	Herz	Milz	Lunge	Niere
Wirkung	zusammenziehend, abdichtend	reinigend, kühlend	kräftigend, harmonisierend	zerteilend, hebend	auflösend, abführend

Bei einer Arthrose spielen die Lebensmittel des Wassers eine entscheidende Rolle. Wir alle nehmen zu viel Salz zu uns, beispielsweise mit salzigen Wurstwaren, Käse, Fertigprodukten etc. Doch im Übermaß konsumiert, wirkt Salz verhärtend. Es trocknet den Körper aus. Der Körper braucht dann die guten Säfte, insbesondere die der Nieren (Yin), auf. Es besteht die Gefahr, dass das Salz den Knochen die wichtigen Mineralien entzieht.

So sieht die Ernährungstherapie bei Arthrose aus

Nach der TCM-Ernährungstherapie sollten Sie bei einer Arthrose regelmäßig Meeresalgen und Meeresfische auf Ihren Speiseplan setzen und gleichzeitig auf Milchprodukte verzichten. Die optimale Versorgung der Knochen mit Kalzium und anderen Mineralstoffen wird in asiatischen Ländern beispielsweise durch den Verzehr von Meeresalgen gewährleistet. Meeresalgen bewirken, dass der Körper die Mineralien in den Knochen einlagert. Dagegen wird Kalzium aus der Milch außen an den Knochen abgelagert, was unter Umständen zu Gelenkproblemen wie Arthrose führen kann. Nahrungsmittel, die dem Element Wasser zugeordnet werden sind:

- **Lebensmittel heiß:** geräucherter Lachs, geräucherte Forelle
- **Lebensmittel warm:** Aal, Garnelen, Hummer, Kabeljau, Langusten, Miesmuscheln, Shrimps, Sardellen, Thunfisch, Scholle, Hirschfleisch
- **Lebensmittel neutral:** Erbsen, Linsen, Sojabohnen, Schweinefleisch, Schinken, Karpfen, Lachs, Hering, Barsch, Tintenfisch, Algen
- **Lebensmittel erfrischend:** Kichererbsen, Mungobohnen, Austern, Ente
- **Lebensmittel kalt:** Krebse, Kaviar, Sojasoße, Salz, Mineralwasser

Grundregeln der TCM-Ernährung bei Arthrose

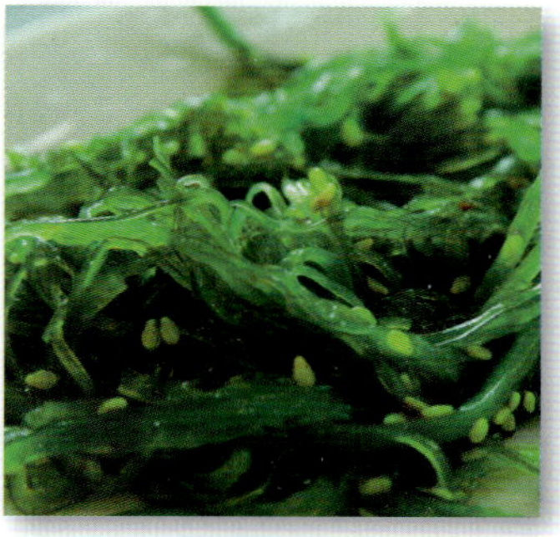

Meeresalgen liefern Kalzium und andere für den Knochenaufbau wichtige Mineralstoffe.

- Nehmen Sie Ihre Mahlzeiten regelmäßig und in entspannter Atmosphäre zu sich.
- Essen Sie ausgewogen und vielfältig.
- Essen Sie dreimal täglich, zwei Mahlzeiten sollten warm (nicht heiß), die dritte kann kalt sein.
- Verwenden Sie schonende Garmethoden wie Blanchieren, Dämpfen oder Dünsten.
- Kalte Platten mit Brot, Wurst und Käse, Fertigprodukte aus der Mikrowelle oder kalte Salate belasten den Körper. Außerdem verstärken solche Gerichte bei Menschen mit Arthrose die Schmerzen und fördern den Krankheitsfortschritt. Deshalb sollten Sie möglichst auf solche Mahlzeiten verzichten.
- Setzen Sie nicht zu häufig Rohkost auf den Speiseplan, denn die ist meist schwer verdaulich – vor allem abends.
- Trinken Sie viel lauwarmes Wasser.
- Essen Sie öfter morgens eine warme Mahlzeit.
- Kombinieren Sie unterschiedliche Geschmacksrichtungen und Temperaturen miteinander, etwa einen kühlen salzigen Salat, eine warme scharfe Suppe und wärmendes Fleisch mit erfrischendem Gemüse.
- Lassen Sie neutrale Speisen den größten Anteil Ihrer Tageskost ausmachen: Getreide, Reis, Fisch, eine Reihe von Gemüsen.
- Verzichten Sie auf Fertiggerichte.
- Bereiten Sie Ihre Speisen immer frisch zu, und zwar aus naturbelassenen regionalen Produkten.

Mein Tipp!

Schwarzer Sesam gilt als Tonikum für die Energie der Nieren. Er reguliert die Ausbildung und das Wachstum der Knochen sowie die reibungslose Funktion der Gelenke und stärkt sämtliche Gewebselemente, insbesondere das Knochengewebe. Zudem gilt er als nährendes, verjüngendes Tonikum für die allgemeine Konstitution sowie für die Knochen und Zähne. Zur Stärkung der Nierenenergie empfiehlt die TCM, täglich einen bis zwei Teelöffel Schwarzen Sesam zu verzehren.

Beispiele für Yin-, Yang- und neutrale Lebensmittel

Energie	Yin (kühlend bis kalt, gut bei Arthrose)	Yang (wärmend bis heiß)	neutral (gut bei Arthrose)
Lebensmittel	Ananas, Avocado, Bambussprossen, Banane, Blumenkohl, Chicorée, Erdbeere, grüner Tee, grüner Salat, Kefir, Krabben, Oliven, Orangen, Pfifferlinge, Rhabarber, Salz, Spargel, Tomaten, Wasser	Aal, Aprikosen, Curry, Essig, Forelle, Hafer, Hühnerfleisch, frischer Ingwer, Kaffee, Lachs, Lamm, Paprika, Petersilie, Pfeffer, Porree, Schimmelkäse, Thymian, Weintrauben, Ziegenmilch, Zimt, Zwiebeln	Butter, Bohnen, Dinkel, Eier, Erbsen, Feigen, Getreide, Hering, Himbeeren, Honig, Hülsenfrüchte, Lachs, Reis, Kartoffeln, Mandeln, Rindfleisch, Sesam, Weißkohl

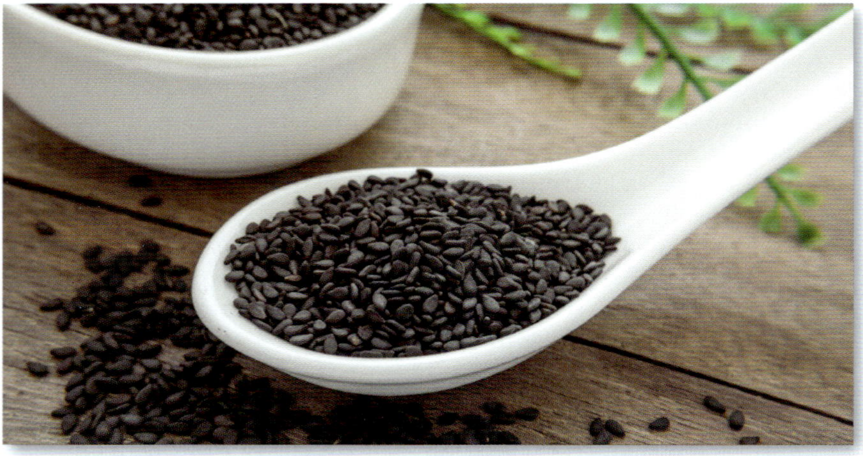

Gegen Arthrose sind auch chinesische Kräuter gewachsen

Bei dem Begriff „Traditionelle Chinesische Medizin" denken sicher auch Sie zunächst einmal an Akupunktur. Doch in der Regel noch wichtiger, hier im Westen jedoch viel zu wenig wahrgenommen, ist die Therapie mit Kräutern. Gerade bei chronischen Erkrankungen wie der Arthrose wirkt sie noch besser und stärker als die alleinige Anwendung von Akupunktur und/oder Akupressur.

Die Therapie mit Heilkräutern, auch als „chinesische Phytotherapie" bezeichnet, ist die wichtigste Säule der TCM. Der TCM-Arzt verordnet eine spezielle, auf die Beschwerden und deren Ursache abgestimmte Kombination von Kräutern. In der Regel werden die Kräutermischungen oder auch Einzelkräuter als Abkochung (Dekokt) über den Tag verteilt vor den Mahlzeiten getrunken. Der Nachteil dieser Darreichungsform liegt sicherlich in dem manchmal unangenehmen Geschmack. Dafür haben Sie jedoch eine Therapie ohne die Nebenwirkungen schulmedizinischer Medikamente.

Abkochung: So geht's

Sie sollten sich die Kräuter in einer TCM-Apotheke besorgen bzw. in Ihrer Apotheke bestellen. Die Abkochung ist die älteste Art, medizinische Kräuter zuzubereiten. Hier gelangen die für die Wirkung des Krauts verantwortlichen Substanzen in den Sud und können so schnell vom Körper aufgenommen werden.

1. Wiegen Sie die vom TCM-Arzt festgelegte Menge der benötigten Kräuter ab.
2. Gießen Sie die Kräuter in einen Kochtopf aus Glas oder Keramik.
3. Geben Sie drei bis vier Tassen kaltes Wasser in den Topf.
4. Bringen Sie die Mischung zum Kochen.
5. Lassen Sie alles bei niedriger Temperatur und geschlossenem Deckel leicht köcheln, bis die Flüssigkeit auf ungefähr ein Drittel oder die Hälfte zusammengekocht ist.

⑥ Gießen Sie die Flüssigkeit über ein mit Musselin ausgelegtes Sieb ab, und stellen Sie das Gefäß zur Seite.
⑦ Als Nächstes werden die Kräuter erneut mit zwei Tassen kaltem Wasser aufgekocht, bis die Flüssigkeit wieder auf ein Drittel oder die Hälfte eingekocht ist.
⑧ Gießen Sie die Flüssigkeit erneut über ein mit Musselin ausgelegtes Sieb ab, und vermischen Sie sie mit der ersten Abkochung.
⑨ Teilen Sie die gesamte Flüssigkeit in die vom Arzt vorgegebenen Tagesdosen ein. Trinken Sie davon warm – jedoch nicht in der Mikrowelle erhitzt – über den Tag verteilt.

Kalte und heiße Kräuter

Genauso wie Nahrungsmittel besitzen auch Heilkräuter bestimmte Grundeigenschaften und ein spezielles Temperaturverhalten. So gibt es Yang-Kräuter, also Heilpflanzen mit heißen, wärmenden Eigenschaften. Sie stimulieren den Stoffwechsel und regen die Funktion der Organe an. Kräuter mit kühlenden, kalten Eigenschaften werden zu den Yin-Kräutern gezählt. Sie kühlen den Organismus und verringern den Energiefluss sowie damit auch den Stoffwechsel. Sie wirken zudem beruhigend auf die Organe.

Heilkräuter werden praktisch immer als Kombination verordnet. Nach der Diagnose wählt der Arzt für Sie eine der klassischen Rezepturen aus und passt es Ihrem gesundheitlichen Zustand entsprechend individuell an.

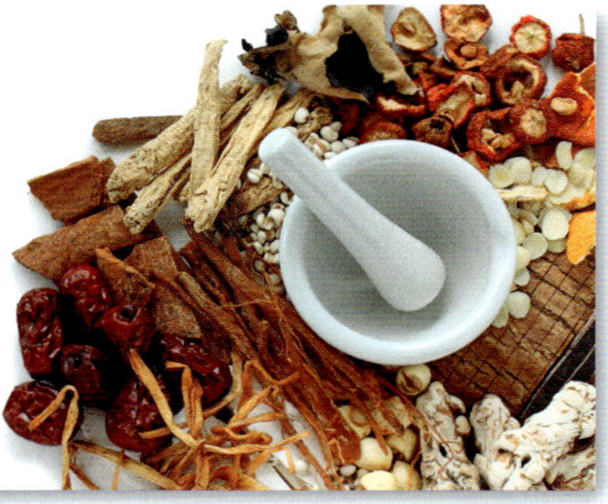

Nehmen Sie chinesische Heilkräuter nur nach Verordnung ein. Allein der TCM-Arzt weiß, welche Kräuter bzw. Kräutermischungen in Ihrem ganz speziellen Fall wirken.

Speziell gegen Arthrose verordnet der TCM-Arzt beispielsweise Dunkelpurpurroten Brustwurz und Haarigen Brustwurz, beides Yang-Kräuter. Sie lindern unter anderem Schmerzen und Entzündungen bei Gelenkbeschwerden. Verwendet werden Abkochungen der Wurzel. Auch für Enzian bzw. seine Wurzel werden positive Wirkungen bei Gelenkbeschwerden beschrieben. Die Yin-Pflanze lindert als Abkochung der Wurzel Schmerzen und Entzündungen bei Arthrose. Der Feuersporn, eine Yang-Pflanze, tonisiert nicht nur das Yin und Yang der Niere, sondern nährt auch das Mark. Abkochungen werden gegen arthrosebedingte Beschwerden im Knie und in der Wirbelsäule eingesetzt. Der Samen der energieneutralen Japanischen Seide stärkt die Knochen und die Sehnen.

Angewendet werden auch hier Abkochungen. Die gleiche Wirkung besitzen auch Kardamom-Samen. Eine Pflanze, die den Weg von der chinesischen in die westliche Medizin bereits gefunden hat, ist der Ingwer. Abkochungen der Ingwerwurzel hemmen Entzündungen und lindern Schmerzen.

Das müssen Sie beim Kauf von Kräutern beachten:

- Kaufen Sie TCM-Kräuter ausschließlich in Apotheken, denn die beziehen nur von entsprechenden Instituten überprüfte und zertifizierte Ware. Außerdem werden wiederum die Apotheken selbst sowie die Importeure und sogar die Lieferanten in China kontrolliert.

- Viele Apotheken haben sich mittlerweile auf TCM-Arzneimittel spezialisiert und in der Arbeitsgemeinschaft deutscher TCM-Apotheken zusammengeschlossen. Unter www.tcm-apo.de können Sie sich eine TCM-Apotheke in Ihrer Nähe heraussuchen.

- Kaufen Sie niemals Kräuter über dubiose Firmen im Internet. Denn solche Anbieter übernehmen keine Garantie in puncto Qualität, Belastung und Anbauort der Kräuter.

Noch ein Wort zu den Kosten einer TCM-Therapie, die von den gesetzlichen Krankenkassen in der Regel nicht übernommen werden: Neben den Ausgaben für die Konsultation des TCM-Arztes müssen Sie noch mit monatlich 50 bis 150 € für die chinesischen Arzneimittel rechnen.

Der Betrag hängt natürlich von der Dosierung und Zusammenstellung der Rezeptur zusammen. Der Therapeut wird Ihnen vor Behandlungsbeginn die monatliche Belastung in etwa nennen können.

Kräuter gegen Arthrose-schmerzen abbrennen

Bei der Moxa-Therapie, auch Moxibustion genannt, werden geringe Mengen von Heilkräutern über oder auf Akupunkturpunkten abgebrannt. Auf diese Weise werden die Meridiane und Organfunktionen stimuliert: Blockierte Energie fließt wieder. Dadurch werden Verspannungen gelöst, das Gewebe besser durchblutet und der Gelenkstoffwechsel aktiviert.

Vor allem bei akuten und chronischen Schmerzzuständen, also auch bei der Arthrose, wird die Moxa-Behandlung sehr erfolgreich eingesetzt.

Das kann die Moxa-Therapie:

- Blockaden lösen
- den Energiefluss harmonisieren
- das Immunsystem stärken
- die Selbstheilungskräfte aktivieren
- die Durchblutung fördern
- den Stoffwechsel verbessern
- vor allem Schmerzen lindern

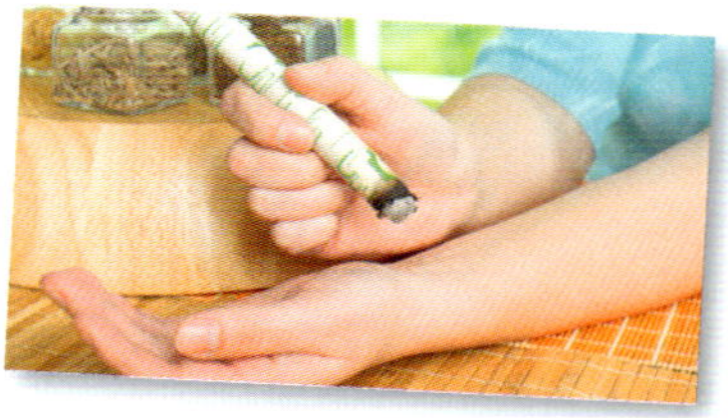

Die Moxibustion können Sie auch selbst durchführen, beispielsweise mithilfe einer Moxa-Zigarre. Ein TCM-Arzt muss jedoch vorher die Akupunkturpunkte markieren.

Und so läuft die Moxa-Therapie ab: Kleine Mengen von getrocknetem Beifußkraut, meistens in Form eines Kegels, werden über den speziellen Moxibustionspunkten verbrannt. Ursprünglich wurde das Kraut unmittelbar auf der Haut angezündet (direkte Moxibustion), was jedoch zu kleinen Brandblasen führte. In China wird die Moxibustion auch heute noch so praktiziert.

Die kleinen Brandblasen auf der Haut sind beabsichtigt und wichtiger Bestandteil der Behandlung. Bei uns wird dagegen sanfter vorgegangen: Der Kegel mit dem Kraut wird nicht direkt auf der Haut, sondern im Abstnd von 0,5 bis 1 cm aufgesetzt.

Die häufigsten Moxibustion-Varianten sind ...

- Indirekte Moxibustion: Eine ungefähr 1 bis 2 mm dicke Scheibe frischer Ingwer wird auf den Akupunkturpunkt gelegt. Darauf verglimmt ein rund 1 cm großer Moxa-Kegel aus Beifußkraut. So gelangt eine große Menge Wärmeenergie in den Körper.

- Moxa-Zigarren: Eine „Zigarre“ aus Beifußkraut wird ungefähr 0,5 cm über den Akupunkturpunkten abgebrannt.

- Moxa-Pflaster: Pflaster, das mit Heilkräutern beschichtet ist und Wärme erzeugt.

- Nadelmoxibustion: Bei dieser Methode leiten Nadeln die Hitze des verglühenden Beifußpulvers direkt in das Gewebe. Dazu wird am freien Ende einer speziell geformten Akupunkturnadel ein Stück Moxa-Wolle befestigt und angezündet. Über die Nadel wird die Hitze in die Tiefe des Gewebes geleitet.

- Selbstbehandlung mit Moxibustion: Der Arzt markiert mit einem wasserfesten Stift die Akupunkturpunkte, die dann vom Patienten zu Hause mit einer Moxa-Zigarre eigenhändig erwärmt werden. Voraussetzung ist, dass der Arzt Sie vorher über die Behandlungsformen der Moxibustion aufgeklärt hat.

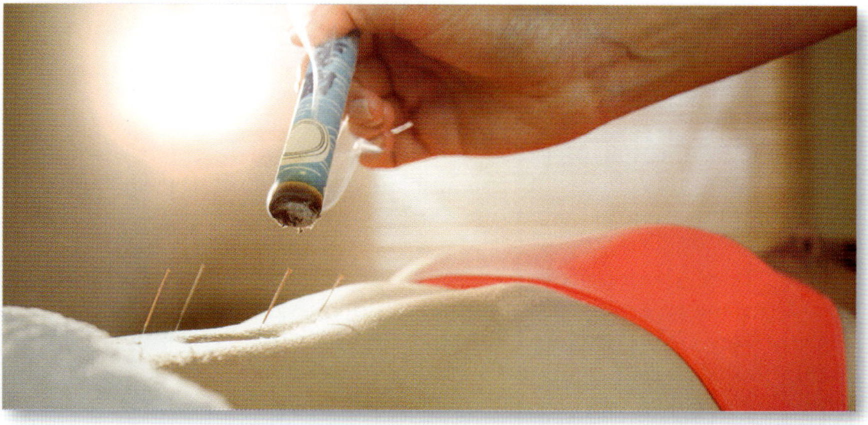

Akupressur

So drücken Sie Ihre Gelenkschmerzen einfach weg

Viele Patienten erzielen mit der Akupressur sehr gute Erfolge. Ein wichtiger Vorteil dieser Methode aus dem fernen Osten: Sie können sie rasch selbst erlernen und praktizieren. Ich zeige Ihnen, wie Sie richtig drücken.

Die Akupressur gehört zur Traditionellen Chinesischen Medizin (TCM), die in China schon seit Tausenden von Jahren praktiziert wird. Sie ist wohl die älteste noch heute angewandte Heilmethode der Welt. Die Akupressur wird häufig auch als chinesische Fingerdruckmassage bezeichnet.

Wie bei der Akupunktur werden hier bestimmte Hautpunkte stimuliert, die die Energiebahnen unseres Körpers beeinflussen.

Die Akupressurpunkte liegen auf sogenannten Meridianen. Das sind nach der TCM insgesamt zwölf Kanäle, die unseren Körper durchziehen. Durch diese Kanäle fließt die Lebensenergie Qi (oder Chi). Jeder Meridian kann einem bestimmten Organ bzw. einer Organgruppe zugeordnet werden.

Bei einem gesunden Menschen fließt das Qi ungehindert durch die Meridiane. Ist jedoch einer der Meridiane blockiert, gerät die Lebensenergie ins Stocken. Das mit dem Meridian verbundene Organ kann nicht mehr einwandfrei arbeiten. Die Folge ist, dass der Betroffene erkrankt.

Die Blockade in einem Meridian kann beseitigt werden, indem der Therapeut die auf ihm liegenden Akupressurpunkte stimuliert. Das Qi kann nun wieder frei fließen und der Patient wird gesund.

Hauptziel der Akupressur ist es, dem Qi einen ungehinderten Fluss durch die Meridiane zu ermöglichen und damit bereits im Vorfeld Krankheiten zu verhindern. Aber auch bei bestehenden Erkrankungen hilft Ihnen die Akupressur. Durch Lösen der Blockaden fließt das Qi wieder ohne Einschränkungen. Die Beschwerden werden gelindert.

So wird die Akupressur ein Erfolg

Zunächst möchte ich Ihnen einige Grundvoraussetzungen für eine erfolgreiche Akupressur als Eigenbehandlung vorstellen:

① **Bereiten Sie sich gut vor.** Sorgen Sie für eine behagliche Atmosphäre. Das bedeutet: kein Telefon, kein Radio, kein Fernseher, kein Computer oder Laptop, dafür aber gute und frische Luft sowie eine angenehme Zimmertemperatur. Wenn Sie erst einmal mit der Akupressur vertraut sind, werden Sie feststellen, dass Sie diese Technik immer und überall problemlos anwenden können.

② **Nehmen Sie sich Zeit.** Ganz wichtig ist, dass Sie die übliche Hektik des Alltags hinter sich lassen und negative Gedanken vertreiben. Und vor allem: Erwarten Sie keinen sofortigen Erfolg. Es wird etwas dauern, bis Sie die für Sie entscheidenden Punkte erspürt haben und Ihre Beschwerden merklich zurückgehen.

③ **Entspannen Sie sich.** Legen Sie sich entspannt ins Bett oder auf eine Liege. Wenn Liegen für Sie zu schmerzhaft ist, können Sie die Akupressur auch im Sitzen durchführen. Ich entspanne mich immer sehr gut, wenn ich im Liegen beide Hände auf den Bauch lege und mehrmals tief ein- und ausatme. Vielleicht versuchen Sie das auch einmal! Und noch ein Tipp für die berufstätigen Leser: Möchten Sie die Akupressur zwischendurch im Büro praktizieren, sollten Sie sich eine kleine Pause zur Entspannung gönnen und sich so vom hektischen Büroalltag lösen.

④ **Bequeme Kleidung.** Tragen Sie unbedingt bequeme Kleidung ohne einengenden Rock- oder Hosenbund. Am besten eignen sich Kleidungsstücke aus natürlichen Materialien wie Baumwolle, Wolle oder Leinen. Ziehen Sie Ihre Schuhe aus.

⑤ **Kein Termindruck.** Verzichten Sie auf die Akupressur, wenn Sie unter Termindruck stehen.

⑥ **Doppeleffekt.** Viele Punkte existieren auf beiden Körperhälften. Sie können den Effekt steigern, wenn Sie die Akupressur an beiden Punkten durchführen.

⑦ **Fingerspitzengefühl.** Bleiben Sie aufmerksam und ruhig, wenn Sie nach dem jeweiligen Akupressurpunkt suchen. Drücken und massieren Sie erst, wenn Sie ganz sicher sind, den richtigen Punkt gefunden zu haben. Er lässt sich häufig durch eine kleine Hautveränderung an der Hautoberfläche oder auch anhand einer erhöhten Schmerzempfindlichkeit erkennen.

⑧ **Machen Sie weiter.** Auch wenn die Beschwerden nachgelassen haben, sollten Sie die Akupressur noch einige Tage weiter durchführen. Auf diese Weise können Sie einem Rückfall effektiv vorbeugen!

Drücken Sie – aber richtig!

Bei der Akupressur arbeiten Sie auf bestimmte Punkte über den Druck Ihrer Finger und mit Massage ein. Keine Angst, die Technik ist keinesfalls kompliziert und von jedem schnell erlernbar. Was Sie jedoch wissen müssen, ist, welche Punkte bei welchen Gelenken wie „gedrückt" werden.

Ich empfehle Ihnen, alle hier vorgestellten Drücktechniken erst einmal auszuprobieren. Schon bald werden Sie die Technik herausfinden, die Ihnen am meisten zusagt.

Drücken mit kreisender Bewegung: Diese Grifftechnik wird heute noch am häufigsten angewendet und eignet sich sehr gut für Laien. Setzen Sie die Kuppe Ihres Daumens sowie des Zeige- und Mittelfingers in die Mitte des Punktes. Dann massieren Sie kreisend, entweder im oder gegen den Uhrzeigersinn (siehe Textkasten). Sind Ihre Schmerzen akut, sollten Sie nur leichten Druck ausüben. Chronische Schmerzen zu lindern, erfordert dagegen einen mittelstarken Druck. Doch ganz gleich wie stark der Druck ist: Sie sollten auf jeden Fall spüren, dass sich das Gewebe beim Massieren mitbewegt.

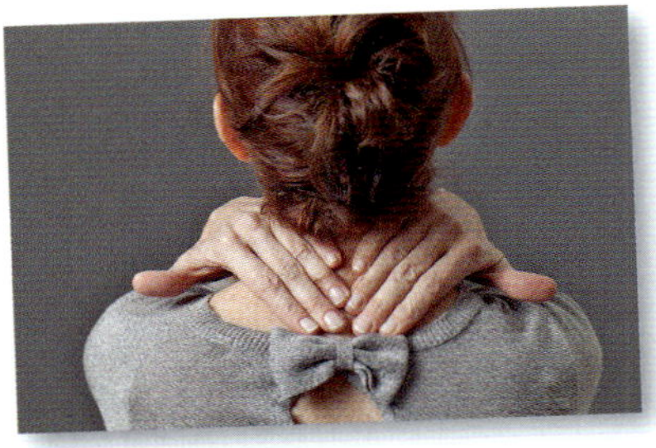

Sie können eine Akupressur auch sehr gut bei sich selbst durchführen.

Schieben: Bei dieser Art der Akupressur führen Sie mit Ihrem Zeige- und Mittelfinger schiebende Bewegungen entlang einer bestimmten Linie oder eines Bereichs aus. Achten Sie darauf, dass Ihre Finger gestreckt sind.

Ziehen: Ähnlich wie das Schieben läuft auch das Ziehen. Sie führen jedoch mit Ihrem Zeige- und Mittelfinger keine Schiebe-, sondern Zugbewegungen aus.

Punktieren: Diese Art der Akupressur, auch Klopfakupressur genannt, basiert auf dem Klopfen mit der Kuppe von Zeige- oder Mittelfinger auf den entsprechenden Punkt (siehe Seite 47).

Mit dem richtigen Drehpunkt Schmerzen stoppen

Wie bei allen Methoden der Traditionellen Chinesischen Medizin geht es auch bei der Akupressur hauptsächlich darum, die Lebensenergie in ein harmonisches Gleichgewicht zu bringen.

Das bedeutet, dass sowohl ein Energiemangel als auch ein Energieüberschuss ausgeglichen werden müssen. Ein Energiemangel kennzeichnet chronische Beschwerden und äußert sich beispielsweise in einem Schwächegefühl. Hier muss die Akupressur also anregend wirken.

Das geschieht durch rechtsdrehende Bewegungen und gilt auch für Schmerzen. Akute Erkrankungen sind dagegen durch einen Energieüberschuss an den entsprechenden Akupressurpunkten charakterisiert. Also muss gedämpft, beruhigt werden. Das erreichen Sie mit linksdrehenden Kreisbewegungen.

Zusammengefasst, heißt das …
anregen: den Akupressurpunkt rechtsherum massieren
beruhigen: den Akupressurpunkt linksherum massieren

Wichtig ist, dass Sie langsam und rhythmisch drücken, schieben oder ziehen. Nur dann können die Organe und das Gewebe auf den Druck auch adäquat reagieren. Außerdem sollten Sie Ihre Fingernägel kurz halten, da Sie sich sonst Schmerzen zufügen könnten.

Üben Sie im Bereich der Lymphdrüsen nur leichten Druck aus: also in der Leiste, im Halsbereich unter den Ohren und in den Achselhöhlen.

Wie lange Sie den jeweiligen Punkt behandeln sollten, lässt sich nicht einheitlich beantworten. Denn jeder Mensch reagiert auf eine Akupressur anders.

Ich habe die Erfahrung gemacht, dass mein Körper mir „mitteilt", wenn ich genug „gedrückt" habe. Deshalb sollten Sie unbedingt auf Ihren Körper hören. Ich gebe Ihnen drei allgemeingültige Hinweise mit auf den Weg:

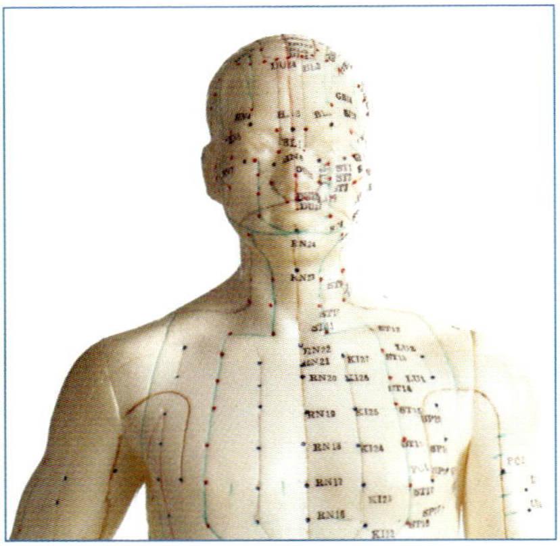

Die bei der Akupressur oder Akupunktur behandelten Punkte liegen auf den Meridianen, also auf Bahnen, in denen die Energie Qi unseren Körper durchströmt.

- Die gesamte Prozedur sollte nicht länger als 25 bis 30 Minuten dauern!
- Einen Körperbereich sollten Sie nicht länger als 15 Minuten drücken.
- Werden Punkte zu lange akupressiert, könnte zu viel Energie freigesetzt werden, was sich wiederum durch Kopfschmerzen und Übelkeit bemerkbar machen kann.

Mein Tipp!

Und was mache ich bei Punkten auf dem Rücken?

Manche Punkte liegen auf dem Rücken. Die erreichen Sie nur dann, wenn Sie zu den Schlangenmenschen gehören, was wohl nur auf die wenigsten von uns zutreffen dürfte.

Vielleicht können Sie hier Ihren Partner oder Ihre Partnerin bitten, die entsprechenden Punkte zu akupressieren. Oder Sie legen eine kleine harte Kugel, beispielsweise eine größere Glasmurmel, auf den Boden. Legen Sie sich dann so auf die Kugel, dass der Akupressurpunkt exakt von der Kugel gedrückt wird.

Wann eignet sich die Selbstbehandlung mit Akupressur?

Gute Erfolge mit der Selbstbehandlung erzielen Sie, wenn Sie

- Krankheiten vorbeugen möchten,
- milde bis moderate Befindlichkeitsstörungen bzw. Erkrankungen lindern möchten (beispielsweise Erkältungen, Übelkeit),
- Schmerzen verringern möchten (etwa Gelenkschmerzen bei Arthrose, Zahnschmerzen),
- eine schulmedizinische Therapie unterstützen möchten (bitte aber nur nach Absprache mit Ihrem behandelnden Arzt!).

Verzichten Sie dagegen auf die Akupressur, wenn

- Sie unter einer Hauterkrankung leiden (zum Beispiel Schuppenflechte, Neurodermitis),
- die Haut an den Akupressurpunkten geschädigt ist (beispielsweise durch eine Verletzung),
- Sie Krampfadern haben,
- Sie unter einer schweren Erkrankung wie Krebs leiden,
- Sie eine schwere Herz-Kreislauf-Erkrankung oder einen deutlich zu hohen Blutdruck haben,
- sich die Beschwerden nach der Akupressur verstärkt haben,
- Sie gleich essen möchten oder gerade gegessen haben,
- Alkohol getrunken haben.

Die wichtigsten Punkte bei Arthrose

Für jeden Gelenkschmerz gibt es eigene Punkte

Zunächst einmal heißt es, die richtigen Punkte zu finden. Detaillierte Abbildungen sollen Ihnen das erleichtern, vor allem anfangs, wenn Sie also noch üben Und keine Angst, wenn Sie versehentlich einen falschen Punkt drücken, das ist völlig ungefährlich. Die Akupressur hat keine Nebenwirkungen.

Grundsätzlich gilt für die Akupressur bei Arthrosebeschwerden:

- Stimulieren Sie jeden Punkt, wenn nicht anders angegeben, ungefähr 2 bis 3 Minuten lang, und zwar auf beiden Körperseiten, erst links dann rechts.
- Führen Sie die Akupressur zwei- bis dreimal täglich durch.

Bei **Gelenkschmerzen** und auch **Schmerzen generell**:

- Ein wichtiger Punkt liegt auf der Mittellinie des Kopfes hinten, ungefähr vier Fingerbreit oberhalb des normalen Haaransatzes.

- Der zweite Punkt befindet sich ebenfalls auf der Körpermittellinie, jedoch vorne, etwa zwei Fingerbreit oberhalb des normalen Haaransatzes.

- Einen weiteren Punkt finden Sie unterhalb der Schädelbasis, ungefähr zwei Daumen breit seitlich des Bereichs, an dem die Wirbelsäule in den Schädel übergeht ❶.

- Auch auf der Außenseite des Fußes zwischen dem Außenknöchel und der Sehne befindet sich ein Punkt, den Sie gegen Gelenkschmerzen stimulieren können ❷.

- In der Mitte des Handgelenks, direkt unterhalb der Handwurzelknochen ist ebenfalls ein Punkt, dessen Massage Schmerzen lindert. Massieren Sie hier bitte 5 Minuten lang ❸.

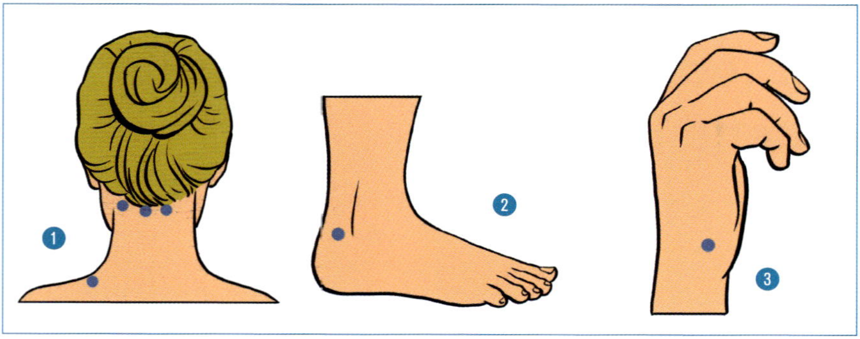

- Ein Punkt, der akute Schmerzen lindert, liegt zwischen der Nase und der Oberlippe. Drücken Sie den Punkt leicht bis mittelstark 2 bis 5 Minuten lang. Die Akupressur dieses Punktes hilft mir beispielsweise, wenn ich unterwegs bin und meine Gelenke etwas zu sehr beansprucht habe. Denn dieser Punkt lässt sich schnell finden und massieren.

Entzündungen und Schmerzen im **Ellbogengelenk**:

- Der erste Punkt liegt oberhalb des Handrückens, ungefähr zwei Daumen breit von der Handgelenksfalte in Richtung Ellbogen ❶.

- Zum Auffinden des zweiten Akupressurpunktes machen Sie eine Faust. Dann müssen Sie die höchste Stelle oberhalb des Handgelenks suchen. Anschließend „schieben" Sie mit der Daumenkuppe den Punkt 5 bis 10 Minuten lang in Richtung Ellbogen ❷.

- Ein weiterer Punkt eignet sich bei Schmerzen im Ellbogen: Er befindet sich bei angewinkeltem Arm am Ende der Hautfalte in Richtung des Ellbogens. Drücken Sie hier bitte 10 Minuten lang ❸.

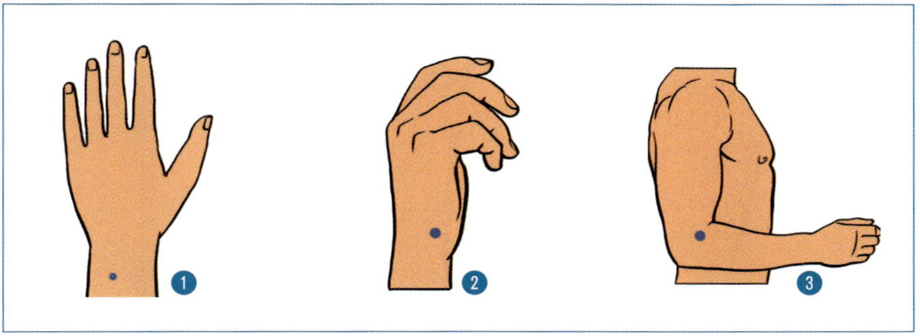

Bitte beachten Sie:

- Die beschriebenen Akupressurpunkte können individuell leicht variieren. Deswegen sollten Sie sich nicht sklavisch an der angegebene Lagebeschreibung halten. Lassen Sie sich dagegen bei der Suche der Punkte von Ihren Gefühlen leiten. Tasten Sie sich langsam an die Region heran, in der der entsprechende Punkt liegen soll.

- Ich habe die Erfahrung gemacht, dass ich es spüre, wenn ich den Punkt getroffen habe. Denn die betreffende Stelle reagiert auf Druck deutlich empfindlicher, manchmal sogar mit leichten Schmerzen.
- Verzweifeln Sie nicht, wenn Sie den entsprechenden Punkt nicht sofort finden. Haben Sie Geduld!
- Bitte bedenken Sie, dass die Akupressur – wie übrigens jede Behandlungsmethode aus der Schul- oder alternativen Medizin – nicht bei jedem Menschen gleich schnell und gleich gut wirkt.

Schmerzen im **Hüftgelenk**:

- Einen Punkt finden Sie, wenn Sie am Gesäßmuskel den höchsten Punkt des Oberschenkels direkt hinter dem Hüftkopf ertasten ❶.

- Ein weiterer Behandlungspunkt liegt zwischen den oberen Enden (zu den Zehenspitzen) der beiden Mittelfußknochen des vierten und fünften Zehs ❷.

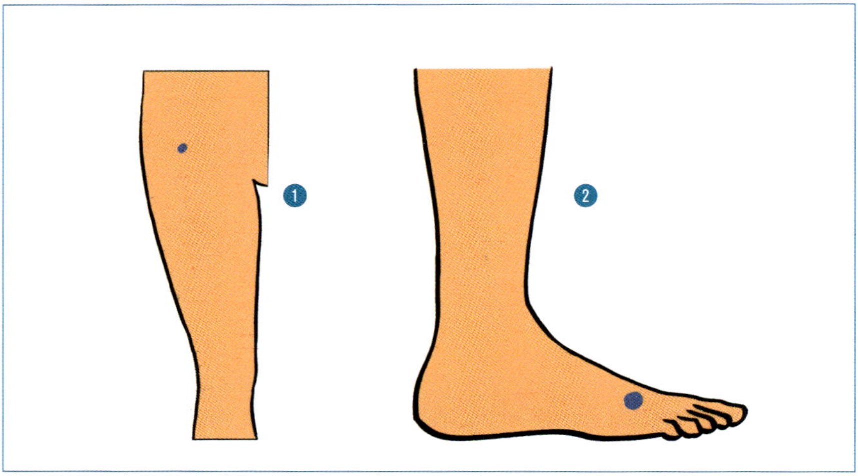

Schmerzen im **Kniegelenk:** Hier kann die Akupressur die Schmerzen erheblich verringern und – zumindest in Einzelfällen – den weiteren Knorpelabbau aufhalten:

- Ein Punkt liegt in der Mittel der Kniekehle an der hinteren Seite des Beines ❶.
- Weitere Punkte finden Sie ober- und unterhalb des Kniegelenks, und zwar sowohl auf der Innen- als auch auf der Außenseite ❷.

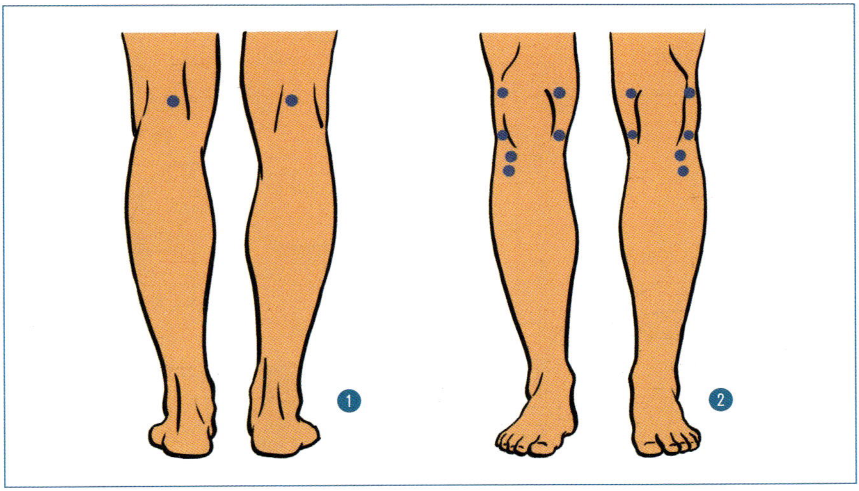

Schmerzen in den **Fingergelenken**:

- Der erste Punkt befindet sich auf dem Handrücken. Legen Sie die Kuppe des Zeigefingers der anderen Hand zwischen die Knöchel des kleinen und des Ringfingers.
- Fahren Sie dann mit der Fingerkuppe in der Furche auf dem Handrücken nach oben in Richtung Handgelenk. Ungefähr zwei Fingerbreit oberhalb der Knöchel hat die Furche ihre tiefste Stelle. Das ist Ihr Punkt für die Akupressur ❸.
- Den zweiten Punkt finden Sie auf der Außenseite der Hand am Übergang des Handballens zum Handgelenk. Tasten Sie sich, vom kleinen Finger ausgehend, an der Außenseite der Hand an den Punkt heran. Ein Druckschmerz signalisiert Ihnen, dass Sie ihn ertastet haben ❹.

- Der dritte Punkt befindet sich an der Außenseite der Arme; er ist etwas schwieriger zu finden. Am besten stellen Sie sich vor einen Spiegel, zumindest anfangs ❹.

- Legen Sie die linke Hand mit ausgestreckten Fingern auf die rechte Schulter. Denken Sie sich auf dem linken Unterarm eine Linie von der Spitze des kleinen Fingers bis zum äußeren Ende des Ellenbogens. Tasten Sie sich auf dieser Linie bis zur Mitte der Strecke vor.

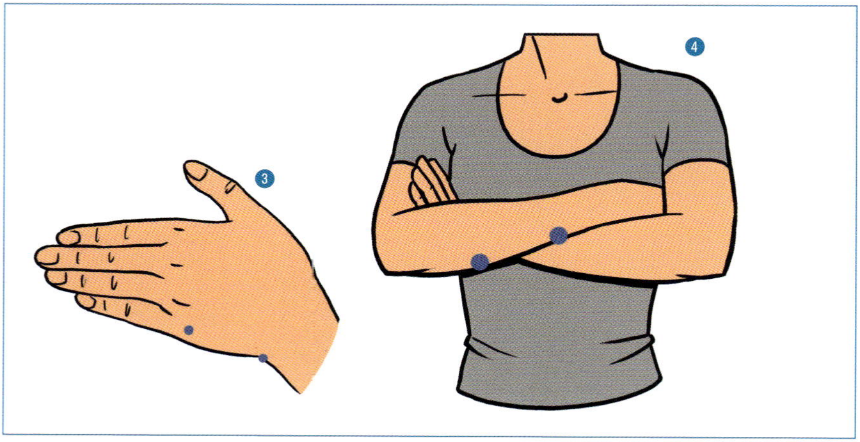

Mein Rat:
Erfolgreich ist die Akupressur nur dann, wenn Sie die Methode konsequent und regelmäßig praktizieren.

Einer nach dem anderen

Sie sollten während einer Akupressursitzung nicht zu viele Punkte direkt hintereinander „behandeln". Ich rate Ihnen, nach der Massage eines Punktes oder eines Punktepaares zwei bis drei Minuten zu warten, bis Sie sich dem nächsten Punkt zuwenden. Denn so können Sie die Wirkung der Akupressur intensiver wahrnehmen und lernen dadurch die für Sie richtigen Punkte schneller kennen.

Klopfakupressur

Einfach und effektiv: Diese 9 Spezialpunkte sollten Sie kennen

Eine moderne Variante der Akupressur ist die Emotional Freedom Techniques (EFT), zu Deutsch Emotionale Freiheitstechniken. Ich kenne einige Menschen, die mit dieser Methode gute Erfolge erzielt haben. Daher empfehle ich Ihnen unbedingt, die EFT einmal auszuprobieren.

Bei der EFT handelt es sich um eine Form der Klopfakupressur. Ihre Wurzeln liegen in der Lehre über die Meridiane in der Traditionellen Chinesischen Medizin.

Entwickelt wurde die Methode in den 1990er Jahren von dem US-amerikanischen Ingenieur Gary Craig. Sie ist Bestandteil der Energy Psychology. Diese therapeutische Richtung geht davon aus, dass jedes körperlich oder psychisch spürbare negative Gefühl auf einer Störung des körpereigenen Energiesystems beruht.

Mit der EFT werden solche Störungen behoben und damit negative Empfindungen aufgelöst.

Das Spezielle an der EFT: Ganz gleich welches Problem vorliegt, es werden immer dieselben 14 Akupunkturpunkte „geklopft". Die Reihenfolge, in der geklopft wird, spielt dabei keine Rolle.

Außerdem werden negative Gefühle formuliert, beispielsweise: „Ich habe schlimme Schmerzen im Kniegelenk!" Schließlich werden noch bestimmte Augenbewegungen eingesetzt. Ich stelle Ihnen hier die EFT-Kurzversion vor, die für die häufigsten Befindlichkeitsstörungen ausreicht. Bei der Kurzversion werden lediglich die Punkte 1 bis 7 und Punkt 9 geklopft.

Die Technik ist einfach zu erlernen, kann überall angewendet werden und eignet sich sehr gut zur Selbsthilfe sowohl emotionaler als auch körperlicher Probleme.

Und so funktioniert's

Mithilfe der abgebildeten Punktekarte können Sie selbst ganz leicht die Lage der einzelnen Punkte überprüfen.

Zu Beginn einer EFT-Sitzung beschreiben Sie das negative Gefühl, dass Sie klopfen möchten, also beispielsweise: „Ich habe schlimme Schmerzen im Kniegelenk!"

Nun formulieren Sie einen sogenannten **„Eröffnungssatz"**, der das negative Gefühl und eine positive Bestätigung Ihrer Person beinhaltet.

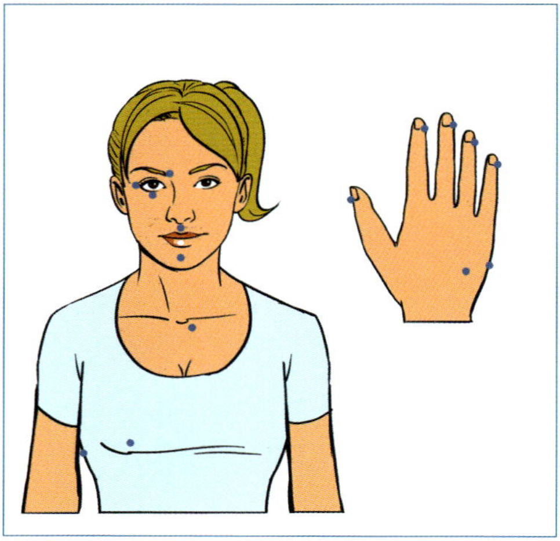

Am besten finden Sie die EFT-Punkte, wenn Sie sich vor einen Spiegel stellen.

In unserem Beispiel würde der Eröffnungssatz vielleicht wie folgt lauten: „Ich habe so schlimme Schmerzen im Kniegelenk, dass ich kaum mehr gehen kann, aber ich akzeptieren mich, so wie ich bin." Dann bestimmen Sie auf einer Skala von 1 bis 10, wie stark dieses negative Gefühl Sie belastet (0 = es belastet mich nicht, 10 = es belastet mich sehr stark).

Sprechen Sie nun den Eröffnungssatz mehrmals laut aus, und klopfen Sie dabei den Punkt 1 (Handkantenpunkt). Atmen Sie dabei tief ein und aus. Formulieren Sie anschließend einen sogenannten **„Erinnerungssatz"**, hier: „Ich habe Schmerzen im Kniegelenk", und klopfen die Punkte 2 bis 7 und 9, jeden Punkt sechs- bis achtmal.

Bei jedem Punkt wiederholen Sie Ihren Erinnerungssatz. Vielleicht werden Sie noch nicht beim ersten Versuch eine Schmerzlinderung verspüren. Das kann vor allem bei schon länger bestehenden Problemen, beispielsweise bei chronischen Gelenkschmerzen, der Fall sein. Hier helfen nur Geduld und regelmäßiges Weiterklopfen! Übrigens finden Sie Im Internet auf der Seite **www.eft-info.com/eftanwender/index.php** Therapeuten, die nach diesem Prinzip arbeiten, eingeteilt nach Postleitzahlen.

Die Fußsohle als Spiegel Ihres Körpers

Den Fuß massieren – Gelenkschmerzen lindern

Eine Sonderform der Akupressur ist die Fußreflexzonenmassage. Wie ich diese Technik kennengelernt habe und wie sie mir geholfen hat bzw. weiterhin hilft, erfahren Sie hier.

Im Winter vor drei Jahren bin ich auf einem vereisten Gehweg ausgerutscht. Dabei habe ich mein durch eine Arthrose bereits angegriffenes rechtes Kniegelenk wohl zu sehr belastet, denn die plötzlich einsetzenden außergewöhnlichen Schmerzen waren auch nach drei Tagen noch heftig. Als ich meinen Physiotherapeuten auf die Beschwerden ansprach, meinte er, er wolle es einmal mit einer Fußreflexzonenmassage versuchen.

Ich war überzeugt: Nach 6 Sitzungen waren die Schmerzen weg

„Aua, das tut aber ganz schön weh!" Das war meine spontane Reaktion auf die ersten Griffe meines Physiotherapeuten am Fuß. Er war jedoch trotzdem zufrieden. Denn, so klärte er mich auf, jedes Organ, jeder Muskel und jeder Knochen ist über Reflex-Verbindungen mit einer Region auf der Fußsohle verbunden.

So wird dort quasi der gesamte Körper wie auf einer Landkarte verkleinert abgebildet. Durch einen mehr oder weniger sanften Druck auf die entsprechenden Zonen auf der Fußsohle lassen sich beispielsweise Gelenkschmerzen deutlich lindern. Das funktionierte übrigens auch bei mir. Nach insgesamt sechs Sitzungen waren nicht nur die akuten Schmerzen im Kniegelenk verschwunden, auch die Arthroseschmerzen hatten nachgelassen.

Durchblutung erhöhen – Selbstheilungskräfte anregen

Durch den Druck auf die entsprechenden Punkte soll die Durchblutung des zugehörigen Organs – in meinem Fall das Kniegelenk – angeregt werden. Außerdem werden die Selbstheilungskräfte aktiviert, der Lymphabfluss in den Armen und Beinen verbessert sowie Muskelverspannungen gelöst. Das lindert die Beschwerden.

Die bei der Fußreflexzonenmassage eingesetzten Griffe wirken entsprechend des zugrundeliegenden Problems entweder anregend/kräftigend oder beruhigend/abschwächend. Sollen beispielsweise akute Schmerzen gelindert werden, kommen eher beruhigende Griffe zum Einsatz.

Übrigens: Die rechte Körperhälfte ist mit dem rechten, die linke Seite mit dem linken Fuß „verbunden". Drückt man am kleinen Zeh, wird beispielsweise das Schultergelenk beeinflusst.

Und so funktioniert's

Testen Sie zuerst, in welcher Position Sie Ihre Fußsohlen am bequemsten erreichen, oder – mein Vorschlag – spannen Sie Ihren Partner ein! Verreiben Sie etwas Hautöl in Ihren Handflächen und fassen Sie den zu den Beschwerden passenden Fuß mit beiden Händen. Sie drücken mit Ihrem Daumen. Dabei bewegt er sich wie eine Raupe, die vorwärts kriecht – beu-

Die Fußreflexzonen

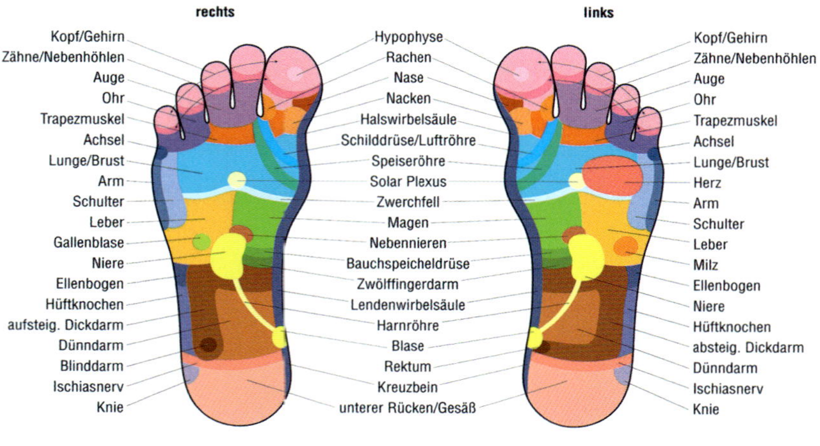

Der US-amerikanische Arzt William Fitzgerald (1872 bis 1942) kannte sich nicht nur in der Schulmedizin aus. Er wusste auch sehr viel über die indianische Volksmedizin, zu der auch die Druckbehandlung der Fußsohlen gehört. Fitzgerald entwickelte auf dieser Basis sein System der Zonentherapie. Dazu teilte er den Körper in zehn senkrechte Zonen ein, deren Linien im Fuß münden. Später wurden die Längszonen noch weiter in drei waagerechte Zonen unterteilt. Diese Einteilung bildet bis heute die Basis der Fußreflexzonenmassage.

gen und strecken Sie Ihren Daumen also immer wieder. Ertasten Sie so Ihre Fußsohle Punkt für Punkt. Verweilen Sie in Zonen, in denen die Massage Ihnen besonders guttut, länger. Reiben Sie hier mit kleinen kreisenden Bewegungen. Schon ein paar Minuten reichen aus.

Übrigens werden an vielen Volkshochschulen Kurse angeboten, in denen die Fußreflexzonenmassage sozusagen für den „Hausgebrauch" erlernt werden kann. Außerdem können Sie in Apotheken und Drogerien dünne Söckchen kaufen, auf deren Sohle die wichtigsten Druckpunkte aufgezeichnet sind.

Bei folgenden Problemen sollte Sie auf eine Fußreflexzonenmassage verzichten: Fußpilz, diabetischer Fuß, offene Wunde am Fuß, hohes Fieber, Psychose, entzündete Venen, Knochen- oder Gelenkbeschwerden im Bereich der Füße (z. B. Arthrose des Sprunggelenks).

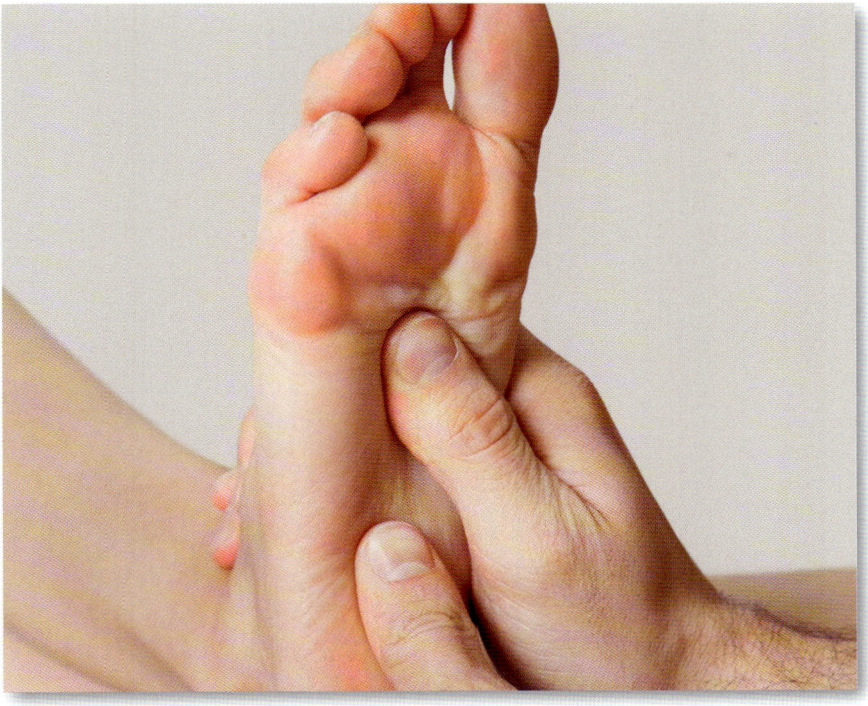